FASZIEN FITNESS

筋膜健身

系统科学的筋膜训练方法全书

〔德〕罗伯特·施莱普　〔德〕约翰娜·拜尔◎著　张　影◎译　李　哲◎审

北京科学技术出版社

重要提示：

    本书仅供教学参考，不可替代个人健身和医疗咨询。如果您想获得医学建议，请向有资质的医生咨询。因本书相关内容造成的直接或间接的不良影响，出版商和作者概不负责。

    如有问题和建议，请发邮件至robertschleip@rivaverlag.de。

Pages 18, 66 left and right: mit freundlicher Genehmigung von Dr. Christian Schmelzer und Dr. Andrea Heinz. Institut für Angewandte Dermatopharmazie an der Martin-Luther-Universität Halle-Wittenberg e.V., Halle (Saale). Page 27 down at the left side: Bildmodifiziertnach Nishimura et al. 1994 (Acta Anat. 151: 250–257) mit freundlicher Genehmigung von Karger Publishers

Published as "Faszien-Fitness: Vital, elastisch, dynamisch in Alltag und Sport" by Dr. Robert Schleip, Johanna Bayer
© 2014 riva Verlag an Imprint of Muenchner Verlagsgruppe GmbH, Munich, Germany, www.rivaverlag.de
All rights reserved.
Chinese language edition arranged through HERCULES Business & Culture GmbH, Germany
Simplified Chinese translation copyright © 2017 by Beijing Science and Technology Publishing Co., Ltd.

著作权合同登记号　图字：01-2016-5312

图书在版编目(CIP)数据

筋膜健身：系统科学的筋膜训练方法全书/（德）罗伯特·施莱普，（德）约翰娜·拜尔著；张影译；李哲审. —北京：北京科学技术出版社，2017.8（2021.4 重印）
ISBN 978-7-5304-8810-2

Ⅰ.①筋… Ⅱ.①罗… ②约… ③张… ④李… Ⅲ.①筋膜疾病－运动疗法 Ⅳ.①R686.305

中国版本图书馆CIP数据核字（2016）第078686号

策划编辑：胡　诗	电　　话：0086-10-66135495（总编室）
责任编辑：代　艳	0086-10-66113227（发行部）
封面设计：昇一设计	网　　址：www.bkydw.cn
图文制作：天露霖文化	印　　刷：北京印匠彩色印刷有限公司
责任印制：张　良	开　　本：720mm×1000mm　1/16
出 版 人：曾庆宇	字　　数：250 千字
出版发行：北京科学技术出版社	印　　张：13
社　　址：北京西直门南大街16号	版　　次：2017 年 8 月第 1 版
邮　　编：100035	印　　次：2021 年 4 月第 7 次印刷
ISBN 978-7-5304-8810-2	

定　　价：79.00 元

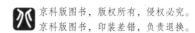

目　录

序

筋膜是我非常感兴趣的课题，为一本这样的书作序，即使日程满档我也乐意之至。这本书出自我十分欣赏的一位同行之手，他的著作我一直十分推崇。我们相识多年，同样痴迷于研究人体筋膜的作用，特别是它在运动医学方面的影响。我所说的这位同行就是罗伯特·施莱普博士。

罗伯特·施莱普博士在筋膜方面的科研成果及其在物理治疗领域的贡献不仅使筋膜成为重要的科研课题，也使它变成运动物理治疗领域和徒手治疗领域的焦点。

现在，施莱普博士打算用这样一本大众读物向更多的读者普及筋膜知识，使更多的普通人也能接触到筋膜领域的前沿科学成果。此刻我的喜悦之情溢于言表。

几十年来，我一直在和职业运动员打交道，他们很放心地将身体交给我护理。从1988年起，我就担任德国国家足球队的队医，曾陪伴"我们的小伙子们"打过7次世界杯比赛。1990～2012年间，我也曾任戴维斯杯网球锦标赛德国队的物理治疗师。

我为这些顶尖的运动员进行诊断与治疗全凭我的双手，因而对他们中绝大多数人的肌肉和筋膜的软硬程度都了如指掌。

我了解运动员因为受伤或者肌肉劳损不得不暂时或完全停赛时内心承受的巨大压力。我知道，这十有八九跟筋膜损伤有关。在大多数时候，我能够用双手帮助他们减轻疼痛、缩短疼痛持续的时间，这主要是基于我在筋膜解剖学方面的知识储备和多年的治疗经验。

然而，我和这个领域的其他人一样，我们长期所做的工作更多的是凭借直觉和经验，而非基于某一特定理论。罗伯特·施莱普博士的科研成果改变了这种现状：他和德国乌尔姆大学的研究团队用他们的科学实验彻底颠覆了人们对筋膜的认识，通过实验证明筋膜的硬化未必与肌肉有关，压力可能也是诱因。

几十年来，作为徒手治疗师，我能够用手指触摸到运动员和患者身上的硬块——

硬化的筋膜，却无法向他们说明和解释，因为我并不明白其中的道理。我常常凭直觉行事。我在和骨科医生以及其他医务人员的交谈中发现，对于这些硬块的产生，他们在脑海中早已形成了固定的认知，然而这种认知却和我的直觉相悖，这使得我们的沟通过程困难重重。

因此，当施莱普博士于2006年因为他的实验研究荣获肌肉骨骼医学领域著名的弗拉基米尔·扬达奖时，我由衷地为他感到高兴。

首先，我曾在弗拉基米尔·扬达教授门下学习过。扬达教授来自布拉格，是一位杰出的神经生理学家，专门研究肌肉的课题。他是运动物理治疗领域的奠基人之一，我与几位很早就进入这个领域的"先锋"都得到了他的指导，进而了解了筋膜在正常动作中的重要性以及在治疗时出现的明显反应。

多年来，我在多瑙施陶夫伊甸园康复中心治疗过许多运动损伤患者。从他们身上，包括顶尖运动员身上，我们都可以看到筋膜的反应及其重要性。

因此，我热切期盼这本书的出版，我希望无论是专业运动员还是运动爱好者，都能通过这本书了解筋膜训练，通过浅显易懂的语言了解筋膜在人体中的功能。

在我看来，罗伯特·施莱普和他的同事近年来所研发的这一套有针对性的筋膜训练方案具有巨大的发展潜力。如果这本书能让更多人免受伤病困扰，使他们无须依赖我们这些筋膜治疗师的协助就可以尽情享受运动带来的乐趣与成功，我会十分欣慰。

到那时，我们这些运动物理治疗师应该还不至于失业。多亏了罗伯特·施莱普这样的科学家，他们的科研成果会减轻我们在日后工作中的负担。

克劳斯·埃德
2014年8月于多瑙施陶夫

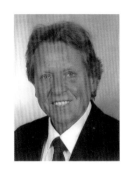

■ 克劳斯·埃德

　　物理治疗师，多年来负责照料不同运动项目的顶尖运动员和奥运选手，其中包括德国国家足球队和戴维斯杯网球锦标赛德国队的队员。他在多瑙施陶夫经营伊甸园康复中心，这是一家专为运动损伤患者以及意外受伤者服务、对其进行物理治疗和复健的诊疗康复中心。除此之外，伊甸园康复中心还常年向医生、医护人员和体育老师提供在职进修课程，比如运动物理治疗或筋膜治疗课程。

克劳斯·埃德在进行急救

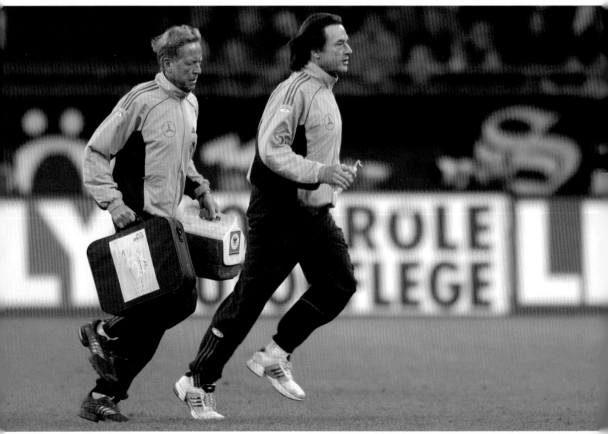

中文版序

代社会的发展让人们的生活变得快速便捷，但同时也引发了我们不能回避的问题，比如不良体态、慢性疼痛、情绪低迷等。这一系列影响正常生活的不良因子正在弥漫。

和几年前不同，如今"筋膜"一词令人兴奋不已，最重要的原因是筋膜已经和人体诸多疾病的治疗产生了关联，开始逐渐被科学界认识，并且已经有科学家对筋膜进行了大量的深入研究。

记得在4年前第一次接触与筋膜相关的书籍的时候，我被书中一些治疗方法深深地吸引，并在自己的工作中逐渐应用，从而为很多因长期体态不良而引发慢性疼痛的患者解决了许多问题，甚至让很多患者回到了好久没有过的良好状态。

当我有幸主审《筋膜健身：系统科学的筋膜训练方法全书》时，我被书中扎实的科研数据和多年的临床实践案例所折服，但更让我惊喜的是这本书没有引用晦涩难懂的专业词汇和枯燥的文献论述，而是用平和翔实的文字来阐述筋膜在治疗中的意义，并通过简单的筋膜练习来调整练习者的身体。我相信，这本既有学术味道又有科普气息的书一定会为广大筋膜学爱好者提供极佳的参考。

李哲

2017年4月于广东医科大学

■ **李哲**

广东医科大学李哲人体科学工作室负责人，中国解剖学会科普工作委员会副主任委员，开设新浪微博"李哲教你学解剖"、微信公众平台"李哲教你学解剖"以及"人体科学微课堂"。

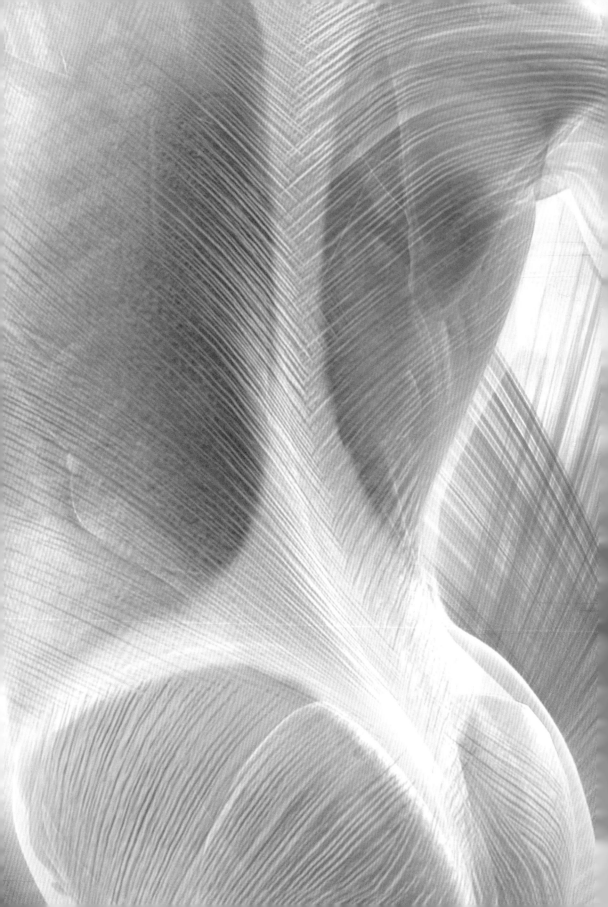

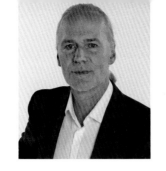

为什么要锻炼筋膜？

筋膜的奥秘令我着迷。筋膜，也称作结缔组织，是一种遍布人体的基本构造。它包裹所有的器官、形成身体的结构，并为身体提供支撑。筋膜及其特征是如此有趣，以至于让我从一位物理治疗师慢慢变成了科学研究者，因为我想知道筋膜在人体运动过程中发挥着怎样的作用及其对身心健康的影响。在研究过程中，我发现筋膜的作用根本没有得到充分认识；同时，我也意识到我们可以在日常生活和运动中更充分地发挥筋膜的作用。

筋膜到底发挥着怎样的作用？我想通过这本书为大家解答这个问题。长久以来，筋膜被大家所忽略，尽管医生、教练和物理治疗师们都清楚地知道它的存在和功能。但是，不论是在想方设法用外科手术来治疗慢性背痛的时候，还是在用物理治疗方法减轻疼痛和肌肉僵硬程度的时候，抑或是当运动员经过长期训练却难以进步的时候，大家总是把注意力集中在肌肉、神经、骨骼以及身体的协调性和力量方面，筋膜在运动中的功能在过去一直没有得到足够的关注。而近年来，这种情况发生了巨大的改变：筋膜逐渐成为大众关注的焦点。

这几年来，关于筋膜的一些发现推翻了过去的陈旧观念，有些甚至引发了颠覆性的思维转变。例如，肌肉酸痛往往并不是肌肉组织损伤引起的，包裹在肌肉外层的筋膜的损伤才是主要原因；而背痛在许多情况下也不是由椎骨或椎间盘损伤引起的，筋膜才是症结所在。除此之外，绝大多数的运动损伤并不是肌肉问题，而往往是由于筋膜损伤造成的。如今，筋膜已经被视为人体最重要的感觉器官之一，甚至能够将信号传输给大脑——我们的意识中心。所有的身体动作都是由筋膜中的感受器共同决定的：如果一个人的筋膜感受器失灵了，他的运动能力将失控。筋膜领域的新发现不胜枚举，就全球范围而言，几乎每天都有关于筋膜的新发现。

筋膜就像隐形的网络。法国外科医生J.C.甘贝尔图通过显微摄影捕捉到了难得一见的筋膜网状结构图

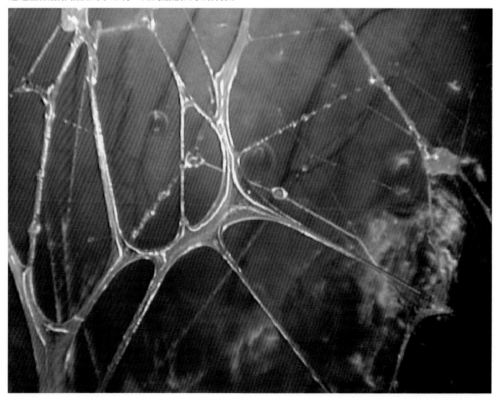

这些新发现往往来自医学或生物学研究，有些也来自物理治疗师和其他医务工作者的治疗报告。在从事科研之前，我曾是身体恢复和运动损伤方面的治疗师，所以理论和实践相结合对我来说特别重要。因此，早在2009年，我们这些筋膜健身协会的成员就开始将筋膜研究领域的许多发现运用到筋膜训练的实践中，有针对性地刺激、强化和保养筋膜。如今，筋膜研究者、运动科学研究者以及运动治疗师在世界各地开展这种有针对性的筋膜训练，并且不断开发出新的训练内容。

目前，与筋膜训练相关的图书和训练课程众多，它们都在向读者传递同一个理念：筋膜训练可以加强力量、提高运动成绩、增强耐力、提高身体柔韧性、促进健康、增强幸福感，并且能够塑造更优美的身体曲线。如果有人疑惑"我们到底还有什么可做的？"，对此我可以理解；如果有人质疑"我很适应现在的运动方式，为什么要换？"，对此我也可以理解。运动并非多多益善，必须找准方法，这一点运动员都很清楚。筋膜训练填补了原有训练体系中一直以来所缺失的部分。有针对性的筋膜训练能够让运动员优化成绩、突破瓶颈，实现新的飞跃。此外，它还能使人们摆脱日常生活中肌肉酸痛和僵硬的困扰。你可以直接把它纳入你现有的训练计划中。也就是说，筋膜训练不会替代你现有的训练，而是作为现有训练计划的补充，可以使你的训练更加完善。近几十年来，体育教学与训练课程一直都把重心放在力量、耐力和协调性上。换句话说，人们关注的是肌肉、循环系统和神经系统，却忽略了筋膜。

虽然许多训练课程都强调也能锻炼筋膜，但是，这种训练往往不成体系、效率低下，因为筋膜需要特有的刺激和特定的动作才能被锻炼到。现在的训练课程往往固守陈规，缺少或者仅偶尔有对筋膜的刺激，达不到所需的训练量。我们可以打个比方：马拉松训练也可以锻炼肌肉，然而练马拉松的人还是没办法举起大重量，因为他并没有针对性地锻炼举重所需要的肌肉。因此，有针对性的训练才是运动员提升运动表现的关键。

如今，我们已经了解了筋膜在发挥肌肉功能和提高身体协调性方面的重要意义。然而，筋膜发挥作用需要特殊的外界刺激。这些关于筋膜的新认识会给那些已经经历了几次革新浪潮的训练理念带来新的影响。最初，人们进行的训练只针对个别肌肉，之后人们开始关注肌肉群和功能性的动作流程。目前最新的训练思路是：将整个筋膜网络和筋膜经线纳入训练范围。因为，筋膜的状态不仅会影响人体运动损伤的程度、伤口愈合的速度，还会影响训练和赛后的恢复情况。所有这些，我都会在这本书中为你慢慢道来。

筋膜训练能够使你的个人训练计划更加完善。这并不意味着你要额外增加巨大的训练量和完全推翻原有的训练计划。我们推荐的练习可以轻松地与你现有的练习相结合，维护和保养你体内的筋膜网络。这些练习可以促进筋膜的活化和再生，使其保有活力和弹性，使你的肌肉得到充分锻炼，使你的动作变得更加流畅和优雅，同时使你的抵抗力得到增强。筋膜训练的优点有：提高肌腱和韧带的负荷能力，预防髋关节与椎间盘因摩擦而引起疼痛，保护肌肉免于受伤，还有助于塑造体形。筋膜训练能让人拥有年轻紧致的身体曲线，这一优点随着我们年龄的增长显得愈发重要。

令人惊讶的是，整个训练无须投入过多的时间：每周两次、每次十分钟就够了。它也无须投入额外的金钱，因为不需要特殊的服装或者器械。整个训练很简单，平时就可以做，而且没有年龄和训练经验的限制，任何人都可以做。筋膜训练不仅有利于提升运动表现，对日常生活也有显而易见的帮助，例如：

- 使肌肉更有效率地发挥作用；
- 加快身体的恢复速度，这样可以让人更快地投入下一阶段的训练，应对更高负荷的挑战；
- 有助于提高运动成绩；
- 改善动作的流畅性和协调性；
- 使动作更加灵活优雅，不再僵硬笨拙；
- 使体形更加紧致；
- 状态良好的筋膜为肌肉提供长期保护，使肌肉免于受伤和疼痛；
- 为训练赋予更多乐趣和变化；
- 使身体充满活力，使你感觉更加年轻。

筋膜训练的内容可以根据不同的筋膜类型或问题区域进行调整。由于我们每个人都会不可避免地变老，有规律地进行筋膜训练是很重要的——筋膜的年龄就是我们的年龄！健康的筋膜能够让你保持体形，正确的筋膜训练能够让你永葆青春。因此，要想保持年轻，或者重获年轻的感觉，好好地保养筋膜是你正确的选择。

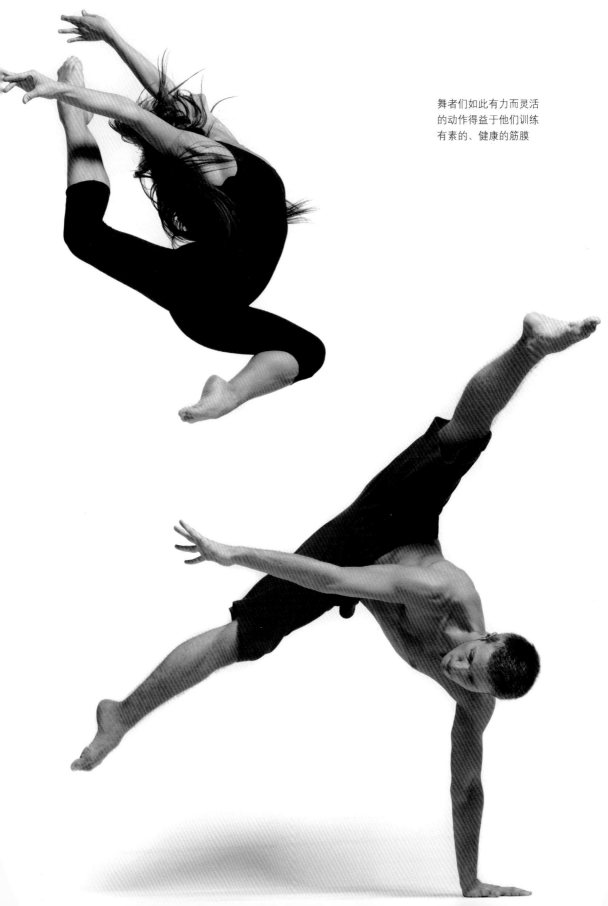

舞者们如此有力而灵活
的动作得益于他们训练
有素的、健康的筋膜

除了对日常生活有影响，筋膜训练还有其他效果。一些常见的小毛病，比如背痛、肩肘关节问题、颈部疼痛、肌肉僵硬、头痛和足部问题（如足跟骨刺）等，会经常发作并且难以治愈。越来越多的医生开始意识到，在所有这些症状中，筋膜的状态是关键，筋膜内部的紊乱甚至有可能就是真正的病因。比如令人痛苦的肩周炎（又称"凝肩"），其真正的病因其实就是筋膜损伤。我们可以通过筋膜治疗和筋膜训练缓解或治愈肩周炎。

一起来探索筋膜世界吧

作为身体治疗师、人类生物学研究者和教师，无论是在撰写科研论文的时候，还是在为医生、物理治疗师、罗尔夫按摩治疗师、整骨治疗师培训的时候，我都会从不同的角度去审视筋膜。不仅如此，我每天还会做一些对我自己和身体十分重要的事情。例如，起床时，我会悠悠地伸个懒腰舒展一下身体，因为这可以让我更愉快地清醒过来；清晨，我会赤脚慢跑，感知我的身体，并且调整心情以适应白天的工作；工作时，如果必须久坐，我会不断地通过一些小练习改变僵硬的身体姿势；辛劳一天后，我会去公园的攀爬架上爬上

滑下，让所有的关节都得到最大限度的拉伸——每当看着一个60岁的老头在攀爬架上玩耍，邻居和附近的孩子们都乐不可支。如果我不能好好保养我的身体，特别是我的筋膜系统，那么我根本不可能承受现在作为研究者、教师和作家所负荷的工作量。

我希望，通过这本书你也能够和我一样学会感知自己的身体。因此，我邀请你和我一起来一次旅行，去探索那个至今仍很神秘的结构，看看构成你和我的结构到底是什么样的。这趟旅行开始于寻找轨迹，接着会穿越一些风景单调的"荒原地带"，也就是本书前两章的理论基础和解剖生理学细节。如果大家想弄清楚筋膜训练的原理，就不要错过这些理论知识，因为筋膜训练的原则完全由筋膜的特性决定，这一点与肌肉和力量训练大相径庭。我坚信，深入探究筋膜中发生的事情，不仅对运动员、教练和体育老师而言是有趣并且有意义的，对一般读者也是如此，哪怕你只是单纯地想要获得身体和运动的满足感。因此，这本书适合所有人。特别是身体存在病痛、上了年纪的人，如果他们想要找到一套简单有效的训练方法和相关信息，这本书将非常合适；它也适合之前

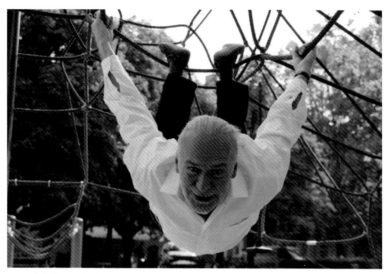

我在慕尼黑住家附近的公园里运动。辛苦工作一天后，舒展筋骨让我神清气爽

没什么运动习惯，但现在想要逐步开始锻炼的人。在具体介绍练习以及阐述饮食和健康生活方式的章节中，我们还会提供一些便于实际操作的小诀窍。

在这场未知的筋膜世界之旅中，你可能会发现一些前所未闻的知识，当然有一些知识或许你在之前的训练中或者在物理治疗师那里就已经有所了解了。在你抱以极大的热情投入练习之前，请对筋膜的特征和功能进行全面的了解，这样会让你的训练事半功倍，甚至会让你重新看待自己的日常生活。

不过，训练首先应该是充满乐趣的。你将在之后渐渐体会到，我们的筋膜训练实际上非常强调感官的愉悦。那么，现在就让我们一起去探索自己身体和动作的新乐趣吧。

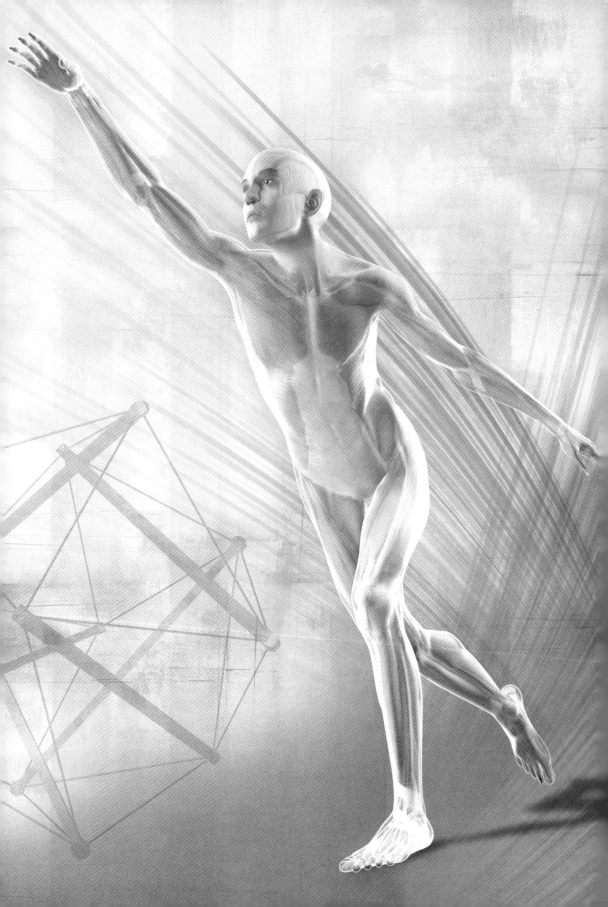

第一章

什么是筋膜和
结缔组织?

在进行训练之前，你应该更多地了解筋膜对身体的意义。因为筋膜有着惊人的多样性，而我们全身的机能运作都与它息息相关，所以我在这一章中将大致介绍一下不同类型的筋膜及其特征。你会发现，筋膜虽然种类不同，但是其基本功能几乎完全一致。不仅如此，筋膜通过人体中不同的"车站"（肌肉附着点）形成网络，甚至把许多器官都紧密地联结起来。这些知识都会影响我们的训练方式和方法，在第三章中我会向大家具体介绍我和我的同事们研发的这套训练方

法。更加重要的是，我们要意识到，筋膜的特征以及功能是和某些疼痛、疾病以及功能受损密切相关的，而且随着年龄的增长，筋膜也会发生变化，这种变化甚至可能影响心理健康。因此，我们首先应该了解一下有关筋膜的科学知识。

要想达到最佳的训练效果，接下来的内容十分关键。急性子的读者也许会跳过这一章，直接翻阅第三章的具体练习。但我还是建议大家最好能抽出片刻回过头来静静地看一下这些基础理论，因为这样你会从练习中获益更多，也许还能将一些重要见解运用到日常生活中去。

健康的筋膜！

也许每个人都曾经将筋膜拿在手中，甚至用刀好好地虐待一番——当然是在厨房里啦。做饭的人应该经常看到筋膜。筋膜就是包裹在肉上面的那一层白色薄膜，如细致的大理石花纹般布满整块肉。通常，肉铺师傅、厨师或者家庭主妇会切去肉里面的筋以及这一层白色的组织。只有在烹饪某些特定的菜肴时，筋膜才会被保留下来，因为它能增添香气和脂肪。例如，要想烧一盘油亮亮的红烧肉，就必须选用猪五花肉，因为五花肉有一层厚厚的筋膜和脂肪。在用传统方法烤牛肉的时候，人们往往会选用下方图片中的后腰肉，它通常带有许多背部筋膜。为了烤得入味，人们会在上面划上几刀。如图所示，这些白色的"筋"就是筋膜。当然，还有其他类型的筋膜。

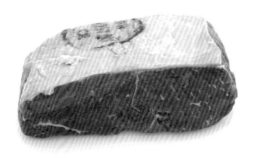

一块典型的后腰肉，带有脂肪和大理石花纹般的筋膜。上面白色的一层就是背部筋膜的一小部分

功能多样的原材料

本质上，筋膜与生命体一样，其基本元素也是蛋白质和水。筋膜的功能由所处的身体部位与更细微的组成成分决定。筋膜的功能和结构种类五花八门，常常让非专业人士摸不着头脑。几年前，就连专业人士的看法也不统一。当然，医生、生理学家和解剖学家都很清楚，大片的筋膜层、肌腱、韧带、包裹肾脏和心脏等器官的坚韧外膜、包裹肌束的薄膜以及关节囊都是由同样的物质构成的。而且他们也认同所有这些筋膜与松软的皮下脂肪及其他脂肪组织、包裹腹部大部分器官的腹膜甚至软骨的基本结构和功能原则上具有共同点。研究证明，这是真的！人体内所有结缔组织的结构成分完全相同，它们是一些或紧密或疏松连接在一起的纤维。但是，这些纤维的含水量并不固定。因此，由纤维串联构成的网络可能具有极佳的弹性，也可能十分厚实，不易被撕裂，或者既松散又柔软。它们都是由相同的成分——胶原蛋白、弹性蛋白和一种液态的基质构成的，只是各成分的比例不同而已。

从1960年起，医生、生理学家、生物学家、骨科医生、解剖学家陆续提出了与筋膜相关的论点，物理治疗师、按摩师、运动治疗师和另类疗法的治疗师也提出了各自的看法。我们将这些观点加以总结，得出了科学的结论。在2007年第一届世界筋膜研究大会上，我和其他主办人一致决定重新定义这个专有名词，以"筋膜"来统称运动系统中的结缔组织和包裹器官的坚韧外膜。除此之外，我们也强调筋膜功能的整体性。

如今，全球的筋膜研究者已经将筋膜视作独立的器官和贯穿全身的系统，不同类型的筋膜既有相同的任务，也承担一些特殊的任务。他们将"筋膜"和"结缔组织"当作同义词使用，我在这本书中也是这样。然而，有些解剖学家和医学专家并不同意这种看法，他们理解的"结缔组织"还包含血液、骨骼和其他组织，而只把结缔组织中与肌肉相关的部分视作"筋膜"。在这本书里，我们遵循新的筋膜定义，将"结缔组织"等同于"筋膜"。

筋膜的组成成分

● 胶原蛋白

作为筋膜的组成成分，胶原蛋白扮演着重要的角色。胶原蛋白能够形成极其坚韧的胶原纤维，而胶原纤维在真正意义上塑造了人类和其他所有脊椎动物的形体。因此，胶原蛋白也被称为构造蛋白质。胶原蛋白占人体内蛋白总量的30%，是人体中最常见的蛋白质，所以是真正意义上的"人体原材料"。它甚至是骨骼最初的组成成分。在子宫中，胚胎首先形成胶原纤维，再通过胶原纤维储存矿物质（包括钙元素）。这样，柔软的纤维才逐渐发展为坚硬的骨骼。

目前发现的胶原蛋白有28种，其中最常见的有4种。它们都具有十分有意思的机械特征：具有弹性，却极其坚韧，其抗拉强度甚至超过钢铁。

● 弹性蛋白

弹性蛋白是筋膜中的另一种蛋白质。它的名字体现了它最重要的特性：具有弹性，也就是在被拉伸之后能恢复原状，就像橡皮筋一样。拉开时，它的长度可以延伸为原本的两倍。若不堪负荷，它最终会断裂。

弹性对我们的一些身体部位十分重要，这些部位常常要完成机械运动或者改变形状。以膀胱为例，它必须不断交替被填满和排空，所以要能够伸缩。多亏了它的组成成分中有高比例的弹性蛋白，使它可以像皮球那样扩张和收缩。皮肤也是如此，弹性蛋白的存在使它可以在运动中适度延展。

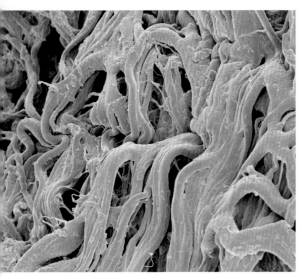

主动脉的弹性纤维

● 结缔组织细胞

　　胶原蛋白和弹性蛋白这两种构成纤维的蛋白都是由成纤维细胞合成和分泌的，成纤维细胞分布在结缔组织构成的网络之中。只有成纤维细胞才能生成结缔组织的纤维，而且会根据所在器官的需要调节两种纤维的比例。成纤维细胞会根据外界刺激做出应激反应，在受到负荷也就是外界压力刺激时，比如进行力量训练的时候，它们会生成更多的纤维，从而促进人体肌肉的增长。成纤维细胞会定期更新结缔组织，但速度很慢，每年大约只能更新一半的结缔组织。除了合成和分泌必要的蛋白，结缔组织中的细胞还会分泌酶和递质。借助这些递质，成纤维细胞之间以及成纤维细胞与其他细胞可以相互交流。此外，通过递质的传输，免疫系统也会受到影响。递质在细胞之间传递信息是通过被称为"基质"的液体环境实现的。

● 基质

　　结缔组织中的细胞和纤维都被一种悬浮着各种物质的液体所包围，所有纤维和包围纤维的基质被统称为"细胞间质"。基质由水、可以形成水性胶状物的多糖类物质（糖胺聚糖）和糖蛋白组成，此外还包含免疫细胞、淋巴细胞和脂肪细胞以及其他物质（如神经末梢和血管）。细胞间质对于结缔组织细胞和器官的营养供给十分重要。我们之后还会更深入地探讨这个话题。目前我们只要知道，筋膜的类型不同，其组成成分的比例也不同，而且含水量也有差别。

　　水是细胞新陈代谢的重要媒介。因此，有些筋膜疗法希望能够提高筋膜的含水量和改善液体交换状况。这些我们之后还会提到。基质中存在一种对于维持含水量相当重要的成分，那就是透明质酸。透明质酸本质上是一种多糖分子。和纤维一样，透明质酸也是由结缔组织细胞产生的。它既具备良好的流动性，又比较黏稠，因此能够在膝关节、肩关节和髋关节形成滑液。由于透明质酸具有杰出的储水能力，它在调节疏松结缔组织的含水量方面也扮演着重要角色。特别是椎间盘，也有很多透明质酸。另外，在皮肤中，位于胶原纤维和弹性纤维之间的透明质酸也同样储存着大量水分，从而使得皮肤饱满、没有皱纹。因此，这种物质在化妆品行业中大受欢迎：透明质酸经过加工被添加到各种化妆保养品中。整形外科医生甚至会将它注射到客人的嘴唇上以使嘴唇丰满。

疏松结缔组织的横剖面

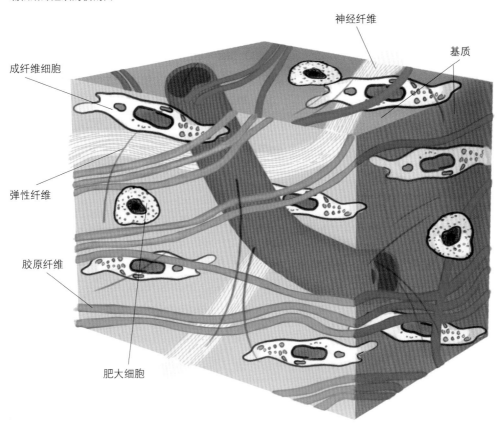

神经纤维

基质

成纤维细胞

弹性纤维

胶原纤维

肥大细胞

结缔组织的类型和功能

结缔组织在人体中无处不在，不同类型的结缔组织有着不同的构造和功能，令人惊叹。结缔组织的类型可以粗略地划分为以下几种。

● 疏松结缔组织

这类结缔组织含有相对较多的基质和液体，还含有结缔组织细胞以及胶原蛋白和弹性蛋白。它们交织在一起，形成柔软松散的网状结构。在我们的腹腔中，疏松结缔组织填充着器官的间隙，起保护内脏的作用，并在运动时提供缓冲以使其稳定。它们对机体的新陈代谢和器官的营养供给来说也十分重要。疏松结缔组织在皮肤下层，为毛发、皮脂腺、汗腺、血管以及负责对压力、触碰、运动和温度进行感知的众多神经末梢和感受器提供容身之所。不过，作为人体中最常见的结缔组织，疏松结缔组织的独特之处在于含有大量免疫细胞和淋巴细胞。

● 弹性结缔组织

弹性结缔组织因为含有很高比例的弹性蛋白而富有弹性，常见于经常要收缩的器官或组织，如膀胱、胆囊、主动脉、肺部以及皮下组织。

● 致密结缔组织

这类结缔组织含有很高比例的胶原蛋白，构成了肌腱、韧带、包裹肾脏和心脏等器官的外膜以及包裹在肌肉表面的薄膜。这类结缔组织常见于要承受强大拉力的部位。从解剖学和生理学角度来说，其中的纤维平行排列成束，因而可以承受强大的拉力。

● 不规则结缔组织

不规则结缔组织中的基质比较少，纤维成分比较多，尤其是较为粗大的胶原纤维束比较多，弹性纤维则相对较少。这类结缔组织常见于脑膜和真皮层，能够延展并承受拉力。其中的纤维顺着不同的受力方向排列，多半相互交叉，因为有时可能会同时出现不同方向的拉力，所以这类结缔组织也被专家称为"多向性结缔组织"。不规则结缔组织的特征是：细胞被紧紧夹在纤维之间，液体含量极低。

● 网状结缔组织

这类结缔组织主要由一种可以形成非常薄的纤维的胶原蛋白构成，常见于脾脏、淋巴结、胸腺和新愈合的伤疤处。

● 特殊类型的结缔组织

脂肪组织、软骨和脐带处的胶状物质也属于结缔组织。不过,脂肪组织含有较少的基质和胶原蛋白,并且包含一类特殊的细胞——脂肪细胞。脂肪细胞被弹性纤维包围,除了储存脂肪,还能够储存水分。脂肪组织的功能比大家想象的多,比如储存能量、抵御寒冷、分泌激素和递质、参与新陈代谢等。此外,脂肪组织还能在膝关节、足跟和肾脏的周围像软垫般为关节和器官提供缓冲,并且负责为大腿、臀部及女性的胸部等部位塑形。

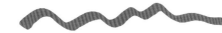

结缔组织的相关数据和事实:

- 人体内结缔组织的重量为18～23千克。
- 结缔组织储存了全身1/4的水分。
- 结缔组织为细胞和器官供给营养。
- 结缔组织会根据外力和外界刺激做出反应,并加以适应。
- 结缔组织不断自我更新,但是很慢:一年大约会更新一半的胶原纤维。
- 随着年龄增长,结缔组织中的水分会不断减少,胶原纤维会纠缠得越来越厉害。

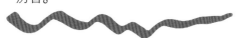

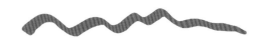

葡萄柚原则:想要有"形",得靠筋膜!

筋膜贯穿全身,有些位于皮肤表层,有些则在深层,有些还包裹着器官。筋膜是如何塑造我们的形体的呢?我的同事托马斯·梅尔斯举了一个生动形象的例子:葡萄柚的果肉被白色的"皮肤"分成小块包裹着,外面还包裹着一层坚韧的白色"皮肤",最外层则是葡萄柚的外皮。如果把葡萄柚所有的果肉去掉,就只会剩下白色的组织,人们也可单凭这个结构重塑整个水果的形状。

同样,单单凭借筋膜,就算没有血肉,甚至没有骨骼,我们也可以大致模拟出人的形体。如果只有骨骼,可是做不到这一点的。

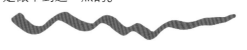

全新的人体结构图

目前，全球的解剖学家们也加入了筋膜研究的行列，意大利帕多瓦大学的卡拉·斯泰科等人绘制了全新的人体结构图。这张结构图展示了结缔组织的位置以及结缔组织形成的网络——皮肤下方的结缔组织像潜水服一样紧密地包裹着全身。

结缔组织的四大基本功能

乍一看，结缔组织的分类似乎有些混乱。但是，大家还是能发现结缔组织的四大基本功能。

● 塑形：包裹、填充、支撑以及赋予结构形状。

● 运动：传送和储存肌肉力量、抗衡阻力与拉力。

● 供给：新陈代谢、输送液体、供应营养。

● 交流：接收和传递信号和刺激。

实际上，这四大功能几乎总是一起出现、彼此互补或互相牵制的，所以我们将它们视作连贯的统一体。这就是我们为什么用圆形图表来呈现它们。这个图表之后会经常在本书中出现。

无论位于哪个身体部位或者器官，无论属于哪一种类型，结缔组织都有这四个基本功能，只不过侧重点会有所不同。

例如：肌肉外层的结缔组织含有较多的水分，更多地起营养供给的作用；而另一些结缔组织含有比较少的水分，比如肌腱就基本上不承担营养供给的任务。但是，所有的结缔组织都与运动和交流有关，因为它们都含有感受器。

塑形功能和运动功能纯粹来自结缔组织的机械特性。结缔组织承担着人体中机械运动或静态平衡的任务：负责构成身体结构、塑造体形、维持肌肉张力、使四肢运动、为身体提供支撑、保护、覆盖和填充。中世纪的解剖学家们就已经认识到这些功能，但是长久以来，人们都认为这些功能的实现主要依赖于肌肉、骨骼和其他器官，而结缔组织基本上只是被视作被动无用的东西，就像头发和指甲一样。

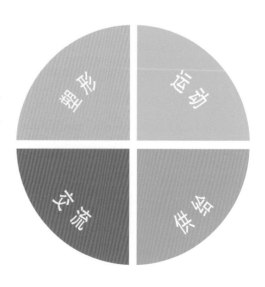

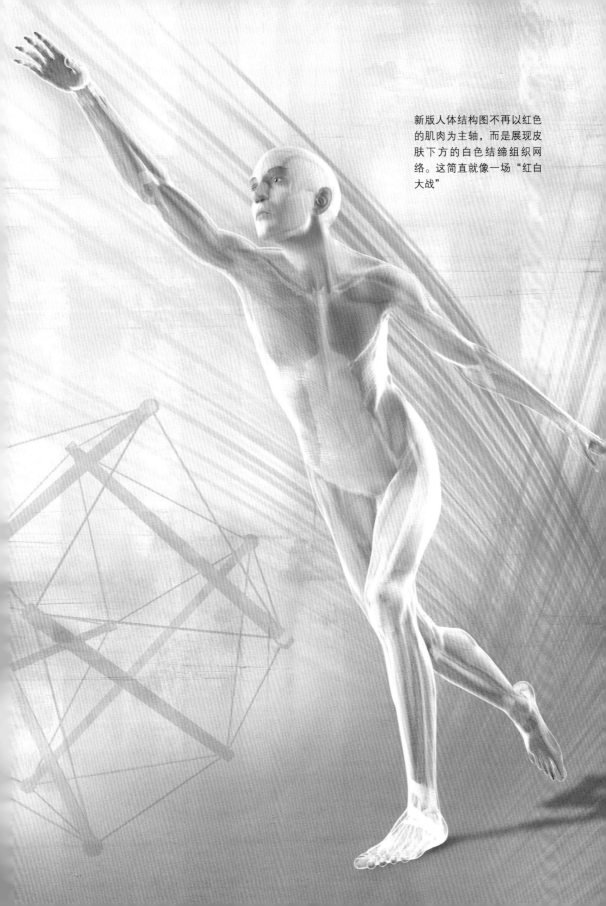

新版人体结构图不再以红色
的肌肉为主轴，而是展现皮
肤下方的白色结缔组织网
络。这简直就像一场"红白
大战"

我们现在知道，事实并不是这样的，因为结缔组织还同时承担营养供给和信息交流这两个功能，而这两个功能是有机体的生理功能。结缔组织无所不在——它们包裹着器官，在人体的新陈代谢、人对于运动和身体活动的内在感知以及体内信息的传递过程中起着不可或缺的作用。

结缔组织的生理功能早在19世纪末就被科学家观察到了。但直到20世纪60年代，它才被系统地加以探讨。自此，关于结缔组织的认知发生了巨大的变化。从前，科学家认为结缔组织不具有生命，仅仅负责填充和支撑。但是，最新的科学研究证明，结缔组织是独立的器官，甚至是人体中不可或缺的感觉器官。

对包裹在器官周围和位于皮肤下方的结缔组织而言，这些生理功能特别重要。它们使细胞和器官的代谢成为可能：在结缔组织中，淋巴、血管、神经和许多免疫细胞进行水分和营养的交换。今天，新陈代谢功能被生理学家认为是结缔组织最核心的功能。而且科学家认为：疏松结缔组织在皮肤下形成了遍布全身的网络，负责信息的传递；一旦这个网络中的某一个点受到干扰或者受伤，结缔组织就会传递出信号，启动全身范围的反应和应激机制。

我们还会进一步探讨结缔组织的奥秘。在本书第二章讲筋膜训练的四个层面时，我们还会再次提到这四个基本功能。

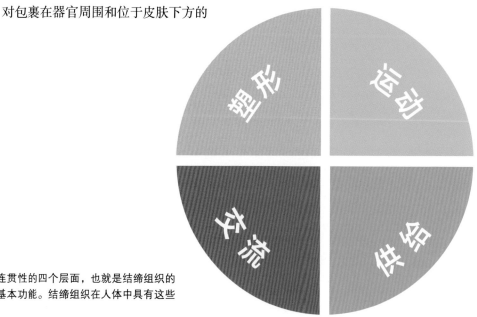

具有连贯性的四个层面，也就是结缔组织的四大基本功能。结缔组织在人体中具有这些功能

外科手术留下的深度切口

沃纳·柯玲尔是与我在乌尔姆大学共同从事筋膜研究的同事，也是麻醉科主治医生。他几乎每天都有手术，他的手术室看起来像一个高科技车间，拥有高清的内窥镜和许多显示器，这样他就可以观察到患者身体内部并进行手术。柯玲尔知道，老一辈的外科医生做手术都"大刀阔斧"。例如，做盲肠或胆囊手术时，为了打开腹腔看见内部的器官，他们会在患者肚子上划出又长又深的切口。然后，会把填充在器官周围的结缔组织移到一旁，或者剪断或切掉。这是不得已的做法，因为医生必须看到病灶才能进行手术。那些填充在器官周围的不起眼的组织自然会被忽略。看到器官、进行手术后，医生会将腹壁缝合。他们通常会为自己漂亮的缝合技术感到骄傲。然而，此时人体内部脆弱的结缔组织已经遭到了破坏，从而使身体产生疤痕，甚至造成粘连。这些都会对手术部位和该部位的营养供给形成长久的负面影响。对于这一切，以前的外科医生都必须接受，因为别无他法。

随着医学的进步，我们渐渐了解到，尽量缩小伤口、减轻对腹腔内部的伤害程度（即便"只是"伤及填充的结缔组织）被证明对患者更有益：这能够减轻他们的疼痛感，使伤口愈合更快，而且能使间接损害和后遗症大大减少。值得一提的是，目前已经研发出了一种被称为"锁孔手术"的技术：借助小型摄像机、光学仪器和微型外科器械，在患者身上开几个小孔。这也就是大家常说的"微创手术"。这种手术方式只会留下相当小的切口，对内部组织的影响很小。许多研究证明：结缔组织上的切口越小、形成的疤痕越小，伤口就愈合得越快，从而减轻患者的疼痛感，使患者更快康复。

然而，这并不是外科医生的终极目标。正如大家知道的，微创手术只在皮肤上留下较小的疤痕，对外观的影响比较小。这种手术方式对病人很有吸引力，因为没有人想在肚子上留一条长长的疤痕。

如今大家会尽力避免在腹部留下过于明显的疤痕

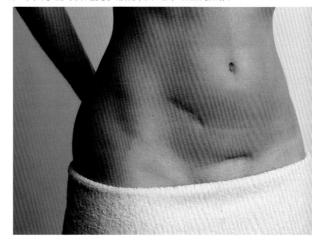

但是，目前的手术方式为了便于隐藏伤口，倾向于从不太显眼的地方入手，从而延长了微创切口与患部的距离。为了抵达患部，新式腹腔手术要切开的结缔组织有时甚至比传统的腹腔手术多。如果追求从尽可能隐蔽的位置入手、并从身体内部逐步接近目标器官，那么外科器械触及身体内部组织的路径会比之前长得多。这样做的后果就是更多的结缔组织被切断，并且造成贯穿结缔组织的水平切面和伤口。而在过去，传统手术的切口是垂直于结缔组织的。由此可见，这种新方法并不是完全没问题的。在手术时必须尽可能地减少对结缔组织的伤害，这一点已经越来越得到大家的认可。但是，怎样做才是最好的处理方式呢？目前尚无定论。

最佳表现：运动系统中的筋膜

在机械运动和生理功能方面，运动系统中的筋膜表现最佳。我们之所以能做动作主要归功于筋膜：每一块肌肉、每一束纤维束甚至每一条纤维都是被一层薄薄的筋膜包裹着的，这些筋膜将肌纤维的力量传递出去，同时协助肌纤维束移动，从而让肌肉顺利地工作。同时，每一块肌肉都依靠肌腱附着在两块或多块骨头上。肌腱——一种致密结缔组织——则负责将力传递给骨骼。肌腱和腱鞘都属于肌肉中的筋膜。除此之外，筋膜和肌肉的组合还将身体各个部位连接起来：背部筋膜和腰腹部筋膜经过背部和身体两侧，将全身从头到脚串联在一起。

■ 剔除和忽视

腹腔里默默承担支撑职能的结缔组织和肌肉里的结缔组织具有相同的命运：在过去的几十年里一直被忽视。而皮肤下显眼的红色肌肉和它一目了然的功能则一直紧紧地吸引住了解剖学家的注意。他们在解剖台上将白色的结缔组织从皮肤和肌肉上剔除得一干二净，只留下红色的肌肉组织，然后开始描绘肌肉的形态和功能。当然，他们知道也亲眼看到所有的肌肉外面都包裹着结缔组织，而且有些结缔组织与肌肉交叉生长在一起。但是，他们只关注厚实的肌腱、韧带和将肌肉与骨骼连接在一起的扁平状筋膜。结果就是：当代人体运动系统的解剖图和研究基本上只呈现骨骼和肌肉，解剖图看上去就像充满红色肌肉块的包装盒，其中的结缔组织却几乎不见踪影，只有背部筋膜等少数几块被视为分布中心的大型筋膜才会出现在解剖图上。即使是在解剖学权威著作中，关于结缔组织的描述也只有寥寥数页。

协同合作的组合：肌肉和筋膜

　　数以千计的肌纤维被薄薄的筋膜捆成束状，形成肌束。肌束聚集在一起，形成肌肉。肌肉又被一层肌肉筋膜包裹，从而能维持形状。在这层平滑的肌肉筋膜之下，还有一层柔软的结缔组织，它让肌纤维松散地连接在最外层的肌肉筋膜上。

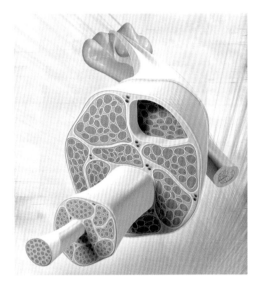

　　肌纤维：即肌细胞，因呈细长纤维状而得名。

　　肌外膜：包裹在肌肉最外层的筋膜，使肌肉保持形状。

　　肌束：由数千条肌纤维组成。

　　肌束膜：包裹肌束的筋膜。

　　肌内膜：包裹每条肌纤维的非常薄的筋膜。

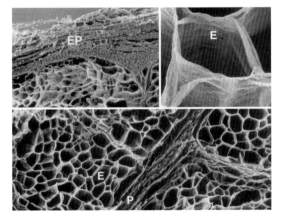

　　显微镜下的肌肉筋膜。日本研究人员把红色的肌肉组织溶解在氢氧化钠溶液中，只留下蜂窝状的白色筋膜。左上图为肌外膜，右上图为包裹单条肌纤维的肌内膜（E）。下图为肌肉横剖面，我们可以看到有许多肌内膜和肌束膜（P）。肌束膜把不同的肌束包裹起来并且与彼此分隔开来。

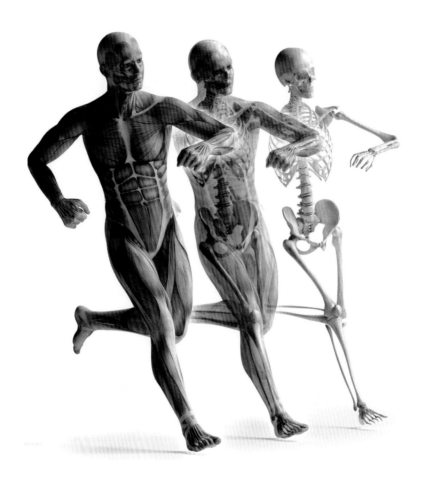

传统的人体运动解剖图只呈现肌肉和骨骼，完全将结缔组织排除在外

顺便要提到的是，骨骼上也附着着一层相当重要的结缔组织，即所谓的"骨膜"。和人体内部的所有器官一样，骨骼也被一层结缔组织包裹。你可以想象一下葡萄柚的样子：它的果肉都被白色的膜包裹着。肌腱通常不直接连接在坚硬的骨骼上，而是附着在骨骼外层的骨膜上。

肌肉本身也有一些针对拉力而特别分化出的弹性纤维。这些纤维也由结构蛋白合成，能够赋予运动细胞灵活性。结构蛋白可分为肌动蛋白和肌联蛋白两大类。肌动蛋白存在于肌纤维的细胞内，使肌纤维可以动起来。肌联蛋白使肌纤维在收缩之后恢复原状。肌联蛋白与胶原蛋白和弹性蛋白一样，都是结构蛋白，也都是由结缔组织的基本成分构成的。这些肌纤维对内负责肌肉的收缩，对外负责肌肉的塑形。

信息中心：筋膜是感觉器官

无论在肌肉内还是在肌肉外，无论是纤细还是厚实，筋膜中都有为肌肉提供养分的神经和血管。而且，筋膜中还有大量的感受器，它们负责将信息传递给肌肉或者将信息从肌肉导出并传递给大脑。这些感受器分别属于不同类型的神经末梢，将信息反馈给神经系统，并且传递与肌肉、器官或者身体部位的伸展、运动和位置相关的信息。筋膜中的感受器可以分为以下四类：

- 帕西尼小体
- 鲁菲尼小体
- 高尔基腱器官
- 游离神经末梢

医学上，这四类感受器都属于机械刺激感受器的范畴，能够察觉动作、位置变化、压力、触碰或者拉伸的变化。它们根据感受刺激的类型和强度而有所分化。

帕西尼小体负责感受快速的压力变化、震动或者压力刺激。它们工作的前提是刺激状态的变化。如果运动或者一种刺激较长时间保持不变，帕西尼小体就不再做出反应。

鲁菲尼小体主要负责感受时间较长的、变化中的、持续不断的压力刺激，更倾向于对相对缓慢和持续加强的刺激做出反应，比如来自按摩或者健身操的缓慢拉伸的刺激。

高尔基腱器官对被动的刺激并不做出反应，而只对肌肉主动的动作做出反应。它们位于肌腹和肌腱的连接处，在肌腱受到拉力时，它们会降低肌肉张力，从而保护肌腱和关节，以免它们因承受过大的负荷而劳损。

游离神经末梢与自主神经系统相连。自主神经系统主要负责不受意志控制的运动和活动，如消化活动等。游离神经末梢不仅接收压力刺激，还接收疼痛和温度的刺激，是最常见的一种感受器。

这四种感受器都与人体的本体感觉有关——本体感觉就是人对于自身在空间中的位置以及运动的感知。很早以前，科学家就已经知道这类本体感受器的存在，它们大多位于皮肤和关节较为深层的结缔组织中。这在逻辑上是可以理解的，因为皮肤是触觉器官，必须承受各种各样的压力，而关节要经常活动，所以它们之中分布着各种感受器并不令生理学家和神经学家感到吃惊。

伊恩·沃特曼——失去感觉的人

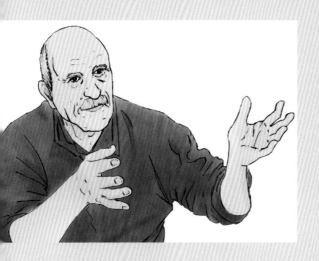

对于运动的感觉（而在正常情况下，大脑应该不断地、下意识地加工处理与运动相关的信息）。这类患者对于疼痛和冷热是有感觉的，就连运动神经元也没有受到影响，所以原则上来讲，他们应该可以控制自己的肌肉。例如，患者坐在轮椅上能够使全身肌肉绷紧，却无法站起身来或者行走。这是因为他们缺失了要依靠筋膜中的神经末梢所传递的本体感觉。这种疾病引起了科学家们的关注，因为它凸显出"第六感"即运动感知力在下意识情况下对运动的控制到底有多重要。

有一种非常罕见的神经系统疾病会让人失去本体感觉。这种疾病的患者虽然肢体并未麻痹，却无法完成动作，因为他们丧失了"第六感"，也就是运动感知力。

这种疾病的病因大多是病毒感染，导致免疫系统产生错误的反应。免疫系统的错误反应偏偏破坏了负责将肌肉、肌腱、韧带和关节的活动情况传递给大脑的神经传导路径。因此，患者缺失了

英国人伊恩·沃特曼就在对抗这种疾病：他希望用意志力来完成动作，并且成功了，虽然他为此付出了艰辛的努力。他的每一个动作都必须由他有意识地控制，而非靠身体无意识地做出动作。这一切都是通过视觉观察实现的。当沃特曼站在一个开了灯的房间时，一旦有人把灯关了，他就会摔倒在地，因为他什么都看不见，就无法用意识去控

制动作。我有幸在一次科学研讨会上认识了伊恩·沃特曼，并被他与病魔抗争的勇气深深触动。行走和活动对健康的人而言几乎是下意识就能完成的，但对他而言，走路就像参加马拉松比赛一样，而且每天都得比赛。在这类患者中，伊恩是目前世界上唯一一位重新学会走路的人。这真是无比杰出的成就！

英国广播公司将伊恩·沃特曼的故事拍成了纪录片《失去身体的男子》。它非常值得一看，大家可以在网络上找到。

但是新的研究发现，肌肉中的筋膜和肌腱中也有这类感受器，它们不断地将信号传递给大脑。令人吃惊的是，筋膜和肌腱中的感受器远远多于肌肉中引发肌肉动作的运动神经元。以坐骨神经为例，其中的本体感受器的数量几乎是运动神经元的3倍。这样看来，人类的运动从本质上说更依赖于通过神经系统对运动进行感知，而非只依赖于引发肌肉做出收缩反应。

生理学家近几年才了解到，存在于包裹肌肉的筋膜中的不同类型的感受器远远多于肌肉中的感受器。在筋膜中，尤其有许多痛觉感受器。也就是说，疼痛主要来自筋膜，而非肌肉。关于这一点，我们还会在后续章节中进行深入的探讨。近年来，背部深层筋膜遍布痛觉感受器这个发现给许多患有慢性、原因不明的背痛的人带来了曙光。

■ 与神经系统相连

当代生理学上的新发现完全颠覆了大家对于结缔组织的看法。目前，人体运动系统中的筋膜已经被视为独立的感觉器官以及对大脑而言不可缺少的全身性信息系统。我们的大脑依赖于由筋膜持续传来的大量信息，并且根据这些信息进行运算。即使是站立这样简单的动作也需要对于自身身体的本体感觉。这种对于运动的感知具有重要意义,是人的"第六感",又被称为"深感觉""运动感"或者"运动感知力"。

这种内在的感知功能主要是由器官附近的筋膜负责的,因为它们含有神经末梢和感受器。它们传递的信息包括:器官在空间中的位置和状态、器官活动和运动的情况、压力、触觉、拉伸和紧张的程度以及关节活动的情况。如此看来,筋膜属于神经系统的一部分,掌管人体的运动。

筋膜中的感受器和自主神经系统的联系也十分有趣。比方说,为什么按摩或者特殊的徒手治疗有疗效,我们就只能通过自主神经系统找到解释。身体对于温度、肌肉放松状态、低血压、脉搏速度、肢体沉重感和肠胃蠕动的主观感受都是由自主神经系统调节的。筋膜中的感受器,主要是鲁菲尼小体和游离神经末梢,能够接收按摩和徒手治疗时所产生的压力刺激并将信号传递给脊髓,进而改变肌肉张力或者血管张力的状态。很久以前物理治疗师和医生就已经发现了一些体内现象,但是当时大家对它们背后的起因和作用模式并不清楚(详见第四章关于物理治疗的介绍)。这些现象背后的推手就是筋膜以及筋膜向神经系统传递的信号。

筋膜的重要性

- 如果没有筋膜的包裹,肌肉既不能工作也不能维持形状——它们会像黏稠的糖浆一样流散开来。
- 筋膜中的感受器远远多于肌肉中的感受器。
- 筋膜将运动、位置、张力、压力和疼痛的信息报告给大脑和自主神经系统。
- 筋膜是我们人体最大的感觉器官,其总面积大于皮肤。
- 筋膜是我们获得本体感觉的重要器官。

筋膜研究

目前,我们无法预测全世界筋膜研究会如何发展,会发现哪些新知。但是可以肯定的是,筋膜研究改变了医生对于许多疾病的看法,也为解剖学、运动科学、体育教学、人体功能调节、疤痕形成、伤口愈合甚至心理健康和大脑研究方面开辟了新的科研思路。

当然,当代筋膜研究者并非完全从零

阿尔弗雷德·皮辛格
和他的基础调节系统理论

阿尔弗雷德·皮辛格（1899—1983）是一位奥地利的医学教授，曾在格拉茨大学和维也纳大学任教，主要教授组织学和胚胎学。

他将人体描绘成一个通过网络互联的"自治"系统。在这个系统中，信息在各个分部门中互相传递以及被加工。他认为结缔组织在其中扮演着传递者这个核心角色，并且对调节血压和免疫功能产生影响。皮辛格教授把这种作用称为"基础调节"。他的理论具有全面性，因为考虑到了身体机能互相关联的特性。

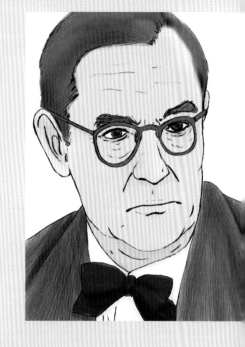

他认为，如同单细胞生物在海洋中悠游自在一样，细胞和细胞的新陈代谢也需要友善的环境。细胞在这样的环境中获得营养、排出新陈代谢产生的废物，并且交换信息。而且，细胞和它所在的环境是相互影响的，所有的细胞都依赖于它所在的环境，也就是基质。1933年，阿尔弗雷德·皮辛格加入了纳粹组织，是纳粹党卫军的元老之一。之后，他曾担任格拉茨大学校长，并且加入了纳粹医生领导小组，专门研究遗传学。遗憾的是，这段历史给他的学术成就蒙上了厚重的阴影。第二次世界大战结束后到1983年去世之前，他任教于维也纳大学，在生理学研究领域获得赞誉。

开始。从19世纪开始，人们就对筋膜的功能有了一些科学的认识，这个领域的先驱们也有一些开拓性发现。这些先驱包括著名教授阿尔弗雷德·皮辛格、自然科学领域的生物化学家伊达·P. 罗尔夫、物理治疗师伊丽莎白·蒂克以及并没有正规医学背景的整骨疗法创始人安德鲁·泰勒·石迪尔。他们都指出了筋膜、身体运动和徒手治疗的重要性，也提出了新的观点和理论，他们的许多观点今天都得到了科学证实。

▓ 从物理治疗师到研究者

我个人对筋膜的兴趣首先来自我的实际工作。20世纪80年代，我在慕尼黑开办了一家罗尔夫按摩治疗诊所。我对罗尔夫按摩治疗法非常感兴趣，于是放弃了心理咨询师的工作。1988年，我开始研究罗尔夫按摩治疗法背后的理论，同时也开始提出我的一些疑问。它的某些理论在我看

做罗尔夫按摩治疗师的经历让我积累了一些关于筋膜治疗的经验

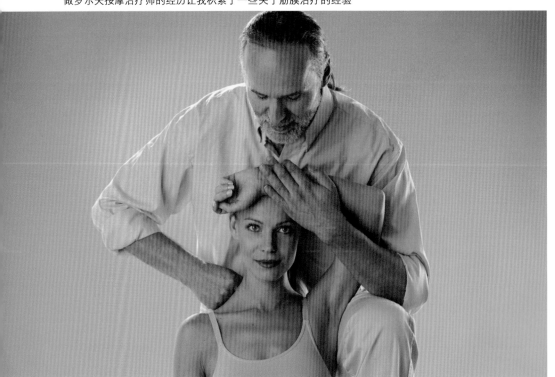

伊丽莎白·蒂克
和她的结缔组织按摩法

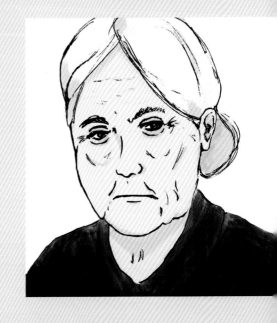

伊丽莎白·蒂克（1844—1952）是一位物理治疗师，20世纪20年代完成学业后，在德国伍珀塔尔巴门开了一家诊所。1929年，她出现了脚不舒服、血液循环差、肾绞痛以及肝脏肿大的症状。当时，她诊断自己腹腔的皮下结缔组织肿胀，于是通过自我按摩的方式进行治疗。她不只局限于按摩腹部，也按摩背部、骨盆等部位。按照她自己的说法，一段时间之后，她不药而愈。

在此之后，从1938年起，她和另一位女性物理治疗师黑德·泰利希罗博一起研发出结缔组织按摩法。她们都认为结缔组织是与肢体的神经系统和自主神经系统相关联的器官。当时，英国神经学家亨利·黑德提出了皮肤反射区的概念，这一神经学上的认识支持了她们的假设。伊丽莎白的新按摩法通过刺激反射区引起一些自主神经反应，比如有效降低血压、使脉搏减缓和使人放松。这种按摩法对于内脏也有效果，能够减缓疼痛。

遗憾的是，伊丽莎白·蒂克没有机会亲眼看到这种疗法的成功：在她去世之后，结缔组织按摩法才得到神经学和生理学的科学证实，之后也得到医学界的认可。黑德·泰利希罗博于1968年因此获得德国十字勋章，于1979年去世。

艾达·罗尔夫——罗尔夫按摩治疗法和结构整合法创始人

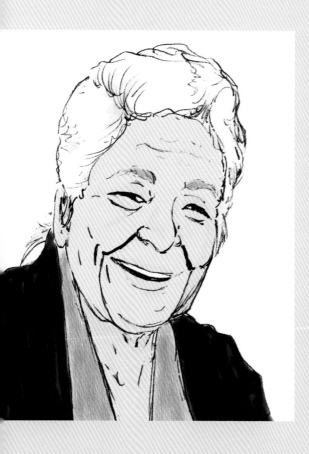

1920年，艾达·罗尔夫（1896—1979）成为美国第一位获得生物化学博士学位的女性。她在洛克菲勒研究所从事传染病和公共卫生方面的研究，后来这个研究所演变成临床医学研究中心。

艾达·罗尔夫一方面从事化学和医用数学的研究，一方面也对顺势疗法、捏脊疗法、整骨疗法等替代疗法颇感兴趣。

基于为亲朋好友按摩的经验，她研发出一种按摩方法，称为结构整合法或者罗尔夫按摩治疗法。这种治疗方法将疼痛、姿势不良以及肌肉僵硬的原因首先归于筋膜，而非肌肉或者骨骼。罗尔夫坚信，通过徒手按摩可以改善筋膜和全身的力学结构。

当时，她很大程度上是从机械力学的角度思考的，因为她认为结缔组织的基本组成成分是胶原蛋白，它是可以被塑形的物质，因而希望通过外界压力和按摩对结缔组织的物理特性加以影响和改变。早在1971年，她就已经将身体视作由筋膜构建的网络。此外，她也坚信徒手按摩在心理层面具有疗效。也就是说，成功的罗尔夫按摩疗程不仅可以改善姿势不良，还可以消除恐惧、自卑和抑郁。

艾达·罗尔夫如今被认为是筋膜治疗领域的先驱，罗尔夫按摩治疗法已经被传播到全世界。罗尔夫按摩治疗法的研究者和治疗师，比如康复治疗师和罗尔夫按摩治疗师托马斯·芬德利以及发现筋膜经线系统的托马斯·梅尔斯，现在都已成为筋膜领域的专家。

来并不是完全合理的，而且它的创始人艾达·罗尔夫女士的一些想法和观点已经不足以解释我的一些疑问。罗尔夫按摩学派一种十分盛行的学说是，筋膜就是坚韧的胶原纤维，负责构成身体的支架，治疗师可以像捏橡皮泥和口香糖一样，用双手塑造患者的筋膜，使其形状得以长期保持。然而，我在实际工作中获得的经验和心得与这个说法大相径庭。作为物理治疗师的我当然知道徒手治疗确实能改变患者的结缔组织、肌肉状态和姿势。如罗尔夫按摩学派所说，治疗时，使患者局部柔软并不需要很大的力道，手法流畅、缓慢即可。

这些现象应该还有其他的解释。但是当时其他的一些理论解释却并不令我满意，比如能量流、经络、神经阻滞等说法。它们零散得像从常见、时兴但又深奥难懂的用语积木堆中抽出的几块积木。而我更想从另一个角度——自然科学的角度——去观察和找到解答。毕竟艾达·罗尔夫本人就是生物化学家，而且我在海德堡大学学习心理学的时候也掌握了科学思考以及严谨地进行科学研究的一些基本原则，学过医学和生理学的科研方法，对统计学、生物学、神经系统以及人体功能等领域都有涉猎。我认为，如果罗尔夫按摩法和徒手治疗法都有疗效，那就应该可以用现代的科学方法找到它们在人体中起作用的根源，找到可以被认可的、切实存在的科学证明。

我在罗尔夫按摩诊所工作10年之后，2002年，我休假一年，专心地探索一直让我困扰的学术问题。我研究了许多生理学界和医学界关于结缔组织的研究论文，参加了许多学术会议。令我感到震惊的是约亨·史陶博桑德教授在1996年发表的论文，他在论文中表明，筋膜拥有能够收缩的细胞。他认为这是一种肌细胞，并且推测这种细胞受自主神经系统控制。这项研究带给我震撼和灵感，我开始联系多所大学，寻找愿意和我这样的罗尔夫按摩治疗师对话的研究者。然而，一切都困难重重。我尝试联系的人有的很直接地嘲笑我，有的既不回电话也不回信。最后，我终于遇到了乌尔姆大学的弗兰克·莱曼-霍恩教授。这位著名的神经生理学家在乌尔姆大学研究罕见肌肉疾病。他也是筋膜和肌肉方面的研究专家，是我一直以来在寻找的导师。他接受了我的提案，让我在他那儿进行实验性的学术研究。我的人类生物学博士论文就是这么诞生的。

我们在乌尔姆大学的实验证明，筋膜对于特定的递质有反应，筋膜里也存在类似于肌细胞的细胞，因此能够主动伸缩。

这项研究让我看到了新的道路：我想继续做物理治疗师，也想与其他的筋膜研究者一起携手探索与筋膜相关的新知。下面我只想略举几项筋膜研究领域的成果，这些成果就像大片拼图中最重要的几片，意义非常重大。

■ 革命性的发现

我从2003年起在乌尔姆大学工作，目前拥有自己的研究团队，专门研究筋膜。如今自然科学界比较新的筋膜研究属于跨领域研究，涉及的领域包括医学、组织学、生理学、解剖学和神经学。随着医学影像技术和分子技术的新发展，如今的筋膜研究比20世纪早期的深入得多。下面我将列举近年来的一些认识和发现。

● 海德堡大学疼痛研究学者齐格弗里德·门瑟发现，背部深层的筋膜密布着痛觉感受器，这是背部疼痛的源头。

● 美国佛门特的学者海伦·朗之万将筋膜描述成遍布全身的信号网络。这位神经生理学家在哈佛大学研究替代医学，同时也研究针灸、瑜伽等。她已经证实，筋膜的交会点和中国针灸中所谓的经络点是一致的。因此，针灸的疗效可以通过它对筋膜的作用以及已被证实的神经生物学方面的效果得到部分的解释。对于瑜伽和

安德鲁·泰勒·石迪尔
——整骨疗法创始人

安德鲁·泰勒·石迪尔（1828—1917）是一位美国军医，并未接受过正规的医学教育。他爸爸是一位医生，他从爸爸那里学习了基础医学，选修过一些课程，但是没有上过正规的医学院。在担任军医期间，他主要用一些自然疗法，如拔罐、放血、水蛭和饮食疗法等来为患者治疗。对于一些神秘的治疗方式，如颅相学、催眠术和招魂术等，他也接受。

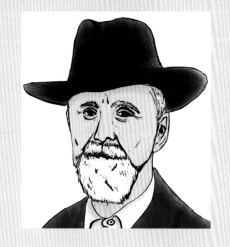

由于对徒手治疗感兴趣，石迪尔从1870年起自学解剖学。他发现某些疾病会在肌肉或皮肤上形成硬块，通过按摩可以改善病症。也就是说，徒手治疗是有疗效的。因此，他的学说的中心原理就是通过按摩引发人体的自愈能力，同时也强调运动对于人类健康的重要性。

他和家人于1892年在美国堪萨斯州创办了一所教授这种治疗方法的学校，这种治疗方法被命名为整骨疗法。

石迪尔强调：筋膜中布满神经，而且应该被视作感觉器官。他凭直觉认为，筋膜是自主神经系统的基本元素，负责调节全身的功能。如今，他的观点已经得到了生理学研究的证实。

按摩，她也有新的认识，更多的内容我会在第四章进行论述。

● 物理治疗师苏珊·卡佩雷和生理学家杰弗里·波夫从动物实验中得出结论：柔和的按摩可以影响甚至从根本上改善筋膜中的粘连情况。动物接受腹腔手术后都会留有疤痕，并且腹部筋膜有粘连现象。它们被分为两组，一组每天接受与罗尔夫按摩治疗法类似的按摩。与另一组完全没有被按摩的动物相比，它们的腹部筋膜粘连较少。

● 筋膜能够自主收缩，而且能够对与压力相关的信号做出反应，这是我们乌尔姆大学筋膜研究团队得出的结论。自主收缩是由类似于肌细胞的细胞，即成纤维细胞引起的。令人惊讶的是，它们密集地分布在腰部筋膜里。身体出现伤口时，成纤维细胞负责组织愈合和形成疤痕。这是一种非常特殊的结缔组织细胞，就像身体中的一支机动部队。我们乌尔姆研究团队一直致力于研究这种细胞。或许，成纤维细胞和筋膜的自主收缩可以解释为什么人在不高兴或者紧张的时候身体会感到疼痛。

● 生物力学专家和运动学研究者皮特·惠金认为，通过筋膜传递的肌肉力量到达骨骼的方式完全不同于人们所想象的，而且传递方式是因人而异的，关键在于人体中的筋膜网络是如何连接的。惠金教授所做的筋膜对于小儿脑瘫影响的研究在国际上获得了奖项。

如今，几乎每天都有新的筋膜研究报告诞生。其中也有大量实际应用信息，比如新型软组织超声波仪器的面世，或者针对难以治愈的背部疼痛的筋膜诊疗方案等。这些听上去或许有点儿夸夸其谈。但是，可以肯定的是，筋膜研究的前景难以估量。

背部疼痛是头号大众疾病，也是耗费医疗成本最高的疾病之一。或许，我们能够从筋膜的角度来解释许多病例。筋膜中内感受器远远多于主要负责感受运动、位置和压力的本体感受器和机械刺激感受器！这表明，筋膜会将体内器官状态和机能的信号传递至大脑。

我们对于身体状况和器官运作的觉察似乎也主要依赖于筋膜——包裹着内脏的结缔组织。

筋膜释放的信号通过脊髓抵达大脑，传到所谓的"脑岛"，大脑研究专家认为这个区域与自我意识和情绪有关。由此，我们可以假设，那个被我们称为"意识"的存在依赖于我们身体的感觉，依赖于对来自筋膜的大量信号的感知和加工。

如今，抑郁症、焦虑症以及其他的一些心理疾病已经能够通过内感受器的紊乱来进行解释了。筋膜里的内感受器会发出神经生理学信号，进而导致心理疾病。

人类的皮下结缔组织有一个特别的感觉系统，能够感知皮肤接触、抚摸和他人的体温，也就是说能够感知代表好感或爱意的肢体接触。这个系统同样与大脑相连，也即与掌管意识、自我意识、移情作用、情绪以及社交能力的脑岛相连。

对于筋膜的价值，我在这里已经谈论了许多。这个话题实在令我振奋不已，

所以我总是陷入筋膜这个迷人的世界而难以自拔。这也得益于世界各地众多充满研究热情和启发精神的同志，我们近年来相互交流、相互促进，共同致力于研制新的人体筋膜网络图。这个领域所特有的乐观向上的精神其实具有传染性——我承认，我对这种传染性喜闻乐见。大约是在2000年，我在努力联系其他科学家的时候，经常吃到闭门羹，或者为了能和他们见一面不得不等很久。而在今天，这些科学家会经常主动与我们这群筋膜研究者联系。

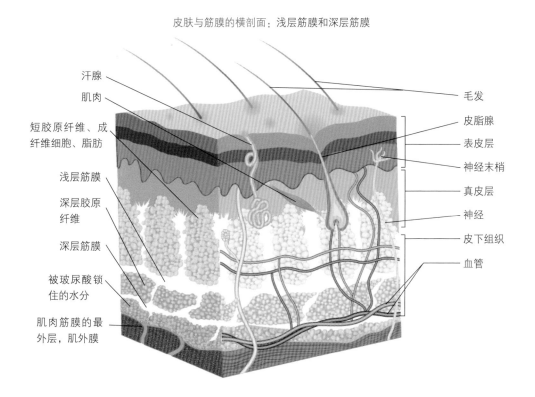

皮肤与筋膜的横剖面：浅层筋膜和深层筋膜

汗腺
肌肉
短胶原纤维、成纤维细胞、脂肪
浅层筋膜
深层胶原纤维
深层筋膜
被玻尿酸锁住的水分
肌肉筋膜的最外层，肌外膜

毛发
皮脂腺
表皮层
神经末梢
真皮层
神经
皮下组织
血管

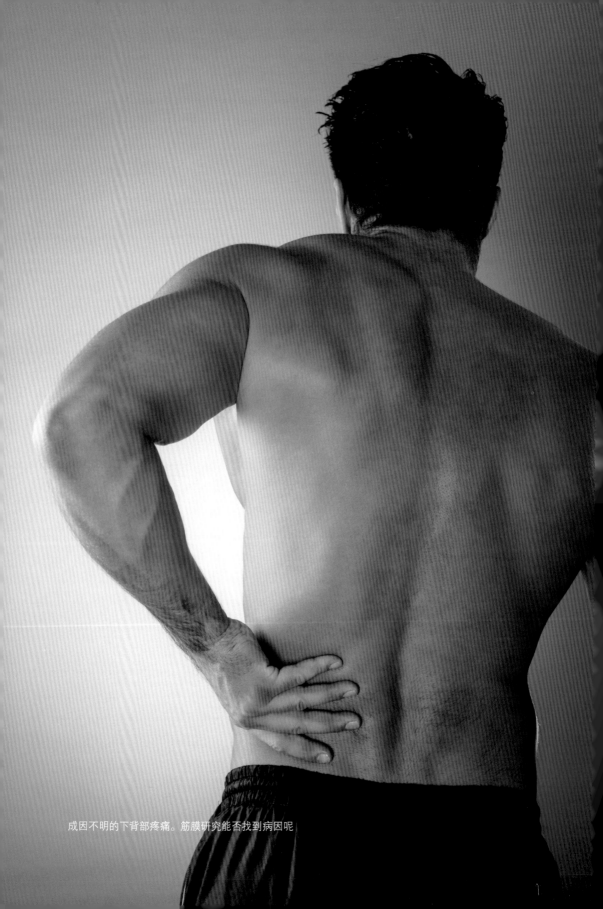

成因不明的下背部疼痛。筋膜研究能否找到病因呢

背痛新观点

慢性背痛已经成为一种大众疾病，也是导致人们无法工作和提前退休的常见原因之一。但是，它的病因至今还没有令人满意的解释。一旦出现背痛，人们就会怀疑是因为椎间盘、脊柱、神经或者肌肉受力不当。然而，绝大多数的椎间盘和脊柱手术都无法让患者一劳永逸地摆脱背痛的困扰。

相反，许多人有明显的椎间盘和脊柱病变，却并没有背痛的症状。而肌肉训练也不总是能改善背痛，即使训练有素的运动员也可能饱受背痛之苦。

现在，筋膜研究为这个问题的解决带来了曙光：一来，已经有研究显示，筋膜中密布着痛觉感受器，背部筋膜尤其如此；二来，筋膜中有可自主收缩的细胞。研究发现，男性背痛患者的下背部（腰部）筋膜明显比较厚，导致整个下背部对于疼痛更加敏感，而且导致患者的走路姿势十分奇怪。所有的这些都揭示了背部筋膜的病变或者问题会使背痛加剧，或者说背痛就是由筋膜造成的。最可靠的解释是：因为错误的用力或者身体一侧长期用力，导致背部筋膜有持续撕裂伤或者小伤口。这些微小的创伤可能引起筋膜发炎，导致筋膜向肌肉传递错误的信号，导致肌肉紊乱，进一步导致肌肉紧张；肌肉和筋膜共同受损之后，可能引发背部的慢性疼痛。目前，背痛是全世界筋膜研究的重点之一。

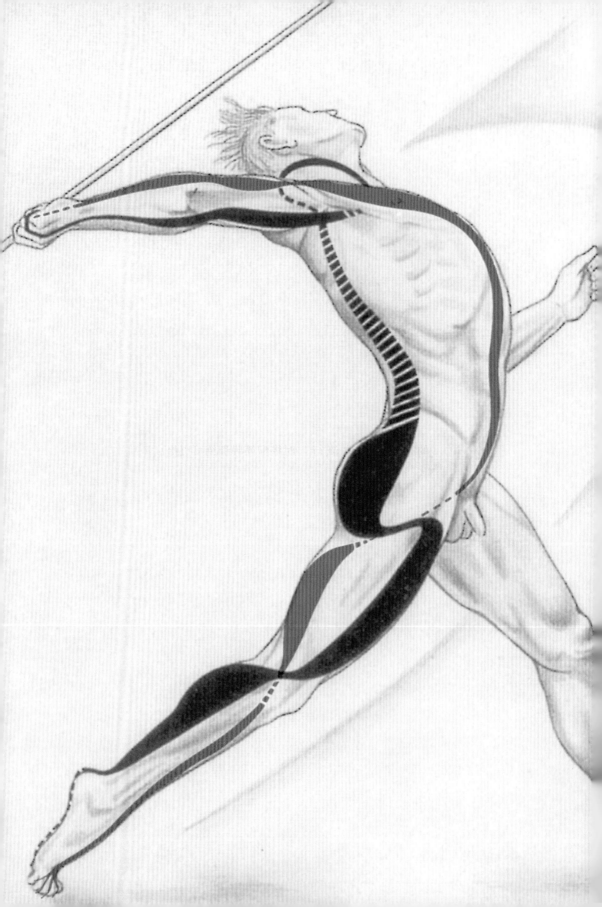

第二章

筋膜训练的原则

运动健身一直是件时髦的事情。过去流行过拉伸运动、有氧运动和健肌操，如今则是亚洲搏击、瑜伽和普拉提蔚然成风。有些运动需要器械和伙伴，有些不需要；有些适合在室内进行，有些则完全是户外运动；有些要搭配音乐和动作指令，有些要跟随教学视频一起做，还有些要配合每周训练计划和饮食方案。有些健身概念被新的研究成果颠覆，有些则在被世人遗忘后卷土重来，重新被赋予生机。总而言之，运动健身永远是人们的中心话题。

科学研究的成果能够应用到运动领域吗？答案当然是肯定的。筋膜研究近年来很好地发挥了这样的作用。例如，运动时搭配筋膜训练可以提高运动效果。本书并不要求大家全盘放弃已经习惯的运动方式，而是在其中加入筋膜练习。我们并不打算颠覆大家原有的运动习惯，而是希望通过筋膜训练来拓展运动的层面。如果你已经了解筋膜和练习动作的相关知识，就可以适当地锻炼筋膜并提升其功能。就算你还没有养成运动的习惯，也不妨多学习筋膜方面的知识，有意识地做一些简单的练习，跨出健康运动的第一步。

筋膜训练并非要取代所有现有的训练项目，而是作为一种补充，为现有的训练项目增加长久以来被忽略的元素。它是肌肉训练、循环训练和体能训练的一部分，

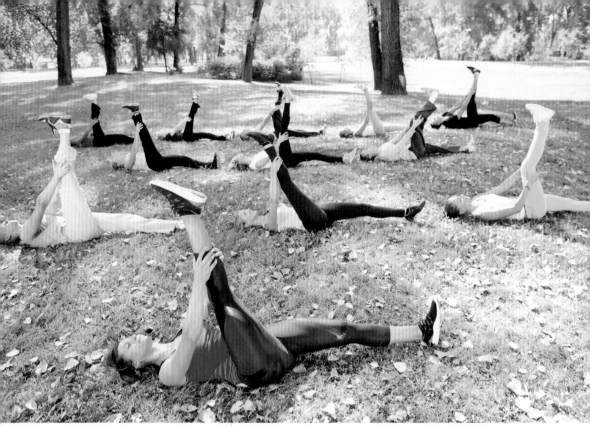

从前人们都认为，运动前做一些拉伸动作可以避免受伤

能够使你的个人训练变得全面——对顶尖运动员来说是如此，对大众健身爱好者来说也是如此。

日常生活中的健康运动

筋膜训练的目标并不仅仅是提高运动成绩，而是首先希望大家在日常生活中能够动作灵活，其次希望达到预防伤病和帮助康复的效果。先说第一点，因为对我来说日常生活中的健康运动尤其重要。在现代社会生活的我们活动得太少，完全违反了人类祖先先天生理结构的需求。人类的许多种运动能力已逐渐退化，办公室的工作让我们长期保持错误而扭曲的姿势，让我们经常连续几小时不活动，即使在走路和跑步时，我们也被脚上不合适的装备阻碍——我指的是鞋子。这一章会以行走为主轴，介绍筋膜研究领域的全新发现。

人体的疼痛是如此常见，以至于有些爱讽刺的人说："谁年过四十、早上醒来没点儿疼痛，那人一定是死了！"正如我们已经知道的，筋膜的变化或损伤极有可能导致这类疼痛和疾病，这也正是我们必须尽可能地去保养筋膜系统的原因。那些必须久坐的人更是应该如此！筋膜必须动起来！

人到中年后，筋膜健康变得越来越重要。佝偻的体态，也就是典型的老年人上半身向前弯曲和驼背的体态，很大程度上是筋膜老化的结果。此外，缺乏锻炼的筋膜容易粘连，而筋膜粘连严重会导致四肢僵硬、身体不灵活。然而，筋膜老化不仅仅影响体态，还会导致老年人摔倒、受伤和疼痛。相反，筋膜健康不仅能让人体态年轻、紧致，还能让人灵活、敏捷。因此，要想保持年轻或者重获青春，就多锻

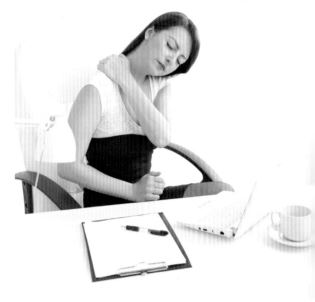

久坐容易引起肩颈酸痛

筋膜老化是人老态龙钟的原因

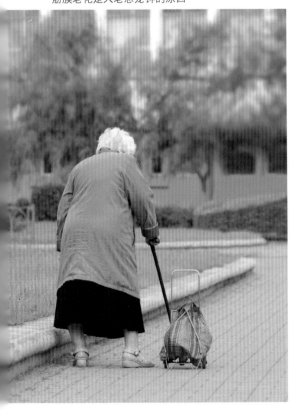

炼筋膜这张生命之网吧！

我们的机体完全奉行"用进废退"原则。尤其是我们的骨骼、肌肉、筋膜和神经系统，它们遵循这个原则，不断地在体内淘汰和更新。那些使用率低或者完全闲置的部分会被我们的身体视作没有用的"压舱物"并且将它们卸载掉，从而节约能量。反之，经常用的部分会一直被保留下来。因此，老年人完全可以像年轻人一样，通过有针对性的训练来强化骨骼、增加肌肉量，甚至增加大脑神经细胞之间的连接。同样的，老年人也可以锻炼筋膜。

训练前应该知道的事情

我们在这一章着重讨论筋膜在人体运动系统中的特殊功能，还会进一步探讨肌肉赋予筋膜的任务，以及筋膜和肌肉的协作模式。除此之外，我们也会对筋膜对身体灵活度、关节和体态的重要意义加以探究。我们还会向你展开一幅新的人体结构图，它不再是僵化的、只通过机械特性将全身肌肉连接在一起的骨骼图，而是充满动态张力的、由长长的筋膜经线构成的筋膜网络图。在本章末尾，我们还为你提供了一个小测试，看看你的筋膜属于哪一种类型。这对于确定筋膜训练的方式非常重要。请充分掌握筋膜训练的内容并多加练习。

心急的读者可以直接跳到第三章看图文并茂的动作讲解。从理论上来说，这么做是可行的，但老实说，我并不建议你这样做。我们即将讨论筋膜在人类运动过程中的重要性，请详细阅读，并且完成筋膜类型测试。这些知识会帮助你更好地理解筋膜训练，而且它们也会成为你努力锻炼的动力！

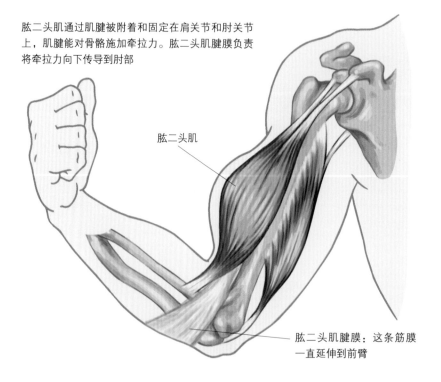

肱二头肌通过肌腱被附着和固定在肩关节和肘关节上，肌腱能对骨骼施加牵拉力。肱二头肌腱膜负责将牵拉力向下传导到肘部

肱二头肌

肱二头肌腱膜：这条筋膜一直延伸到前臂

肌肉和筋膜是如何协调运作的

正如第二章所讲到的，肌肉和筋膜是一个协同合作的整体。但筋膜在人体的运动中还具有独立的功能，除此之外，筋膜还掌管人体的力学结构、姿势和体形。

让我们先来了解一下肌肉内的筋膜的功能。从解剖学的角度看，筋膜是包裹肌纤维、肌束甚至整块肌肉的膜状组织。那么，这些筋膜到底起什么作用呢？

在第一章我们看到，肌肉甚至每一条肌纤维外面都包裹着一层筋膜。这些筋膜负责传递肌肉的力量，这是与肌肉的机械结构和动作特性相关联的：为了使四肢运动起来，肌肉和骨骼之间需要联结的元件。肌腱就是这样的联结元件。肌腱是由强而有力而且紧密聚集在一起的胶原纤维

肌肉功能示意图：
肌肉和筋膜的协作模式

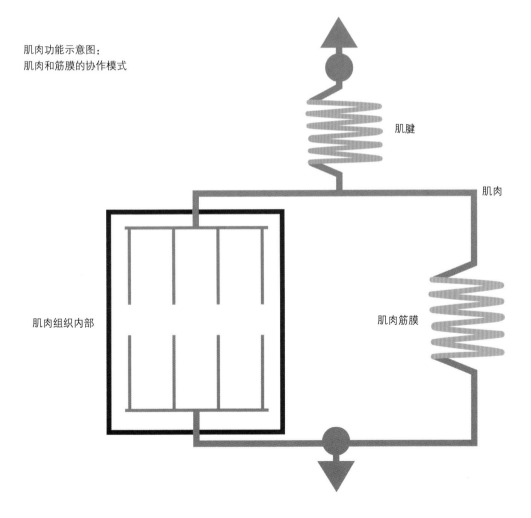

肌腱

肌肉

肌肉组织内部

肌肉筋膜

所组成的致密结缔组织，附着在骨膜或骨骼特定的连接点上，从而与骨骼相连。

从骨骼到软骨、从软骨到肌腱、再从肌腱通过特殊的结缔组织细胞到肌肉，它们的连接天衣无缝。这样，就形成了一个统一的筋膜王国，它负责控制和传导肌肉运动所产生的力量。

肌肉内部的筋膜以及包裹在肌肉外层的筋膜负责将肌肉产生的力量传递到肌腱，再由肌腱传递到骨骼，从而带动骨骼运动。在这个过程中，筋膜扮演了力的传导者的角色：筋膜从许多肌肉细胞的收缩中获得拉力并且把它传递出去——从一层筋膜传递到另一层，即从肌内膜传递到肌外膜，再到肌腱，最后传递到骨骼。肌肉力量的发挥很明显建立在肌肉和筋膜的合作基础之上。生物力学家以弹簧为例来描述两者之间的协同合作。

■ 健康的筋膜犹如富有弹性的弹簧

筋膜之所以能够在运动中发挥作用，它的弹性扮演了核心角色。

我们从第一章中知道，筋膜是由弹性物质——主要是胶原蛋白构成。这种弹性物质的特征是，它能将被施加在它身上的能量，比如压力，同样以能量的形式储存并且之后释放出去。从物理学的角度而言，原子受到压力会更加紧密地聚拢在一起，当压力消失后，它们又恢复到原来的位置；它们受到的力越大，回到原位就越快。它们会一直处于受到压力的状态，直至将接收到的能量完全释放出去。而且，作用力和反作用力之间的关系是由结构的材质决定的：如果某种材质具有比较大的能量储存能力，就会比较有力地恢复原形，弹簧就是如此。包裹肌肉的筋膜，尤其是肌腱也是如此。

除了具有弹性，附着在肌肉上的筋膜并不是完全平整的，而是略微呈波浪状，就像卷发一样。因为这种结构，筋膜才能够拉伸，并且能够储存能量。

筋膜的波浪状结构越明显，它的弹性和能量储存能力就越大。一般而言，随着年龄增加，波浪状结构会越来越不明显，但通过正确的训练是可以恢复的。

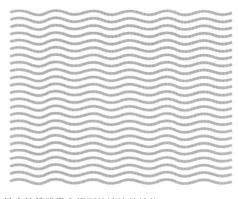

健康的筋膜具有规则的波浪状结构

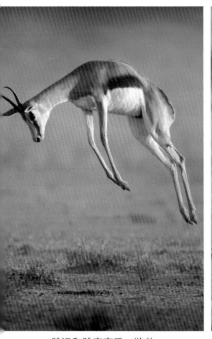
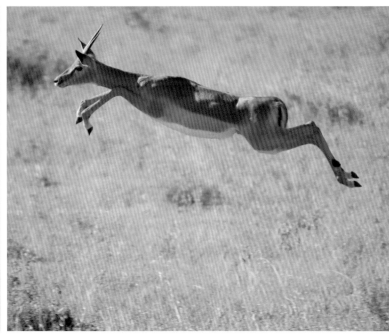

跳远和跳高高手：羚羊

　　具有弹性、能够产生弹性势能和储存能量是筋膜，特别是肌腱的主要特征。根据生物力学家的观察，羚羊和袋鼠之所以动作迅速敏捷主要归功于它们的筋膜。这些动物的弹跳能力都十分惊人。肢体纤细的羚羊可以跳3米高、10米远。赤大袋鼠甚至可以跳13米远，远超其他动物。它奔跑起来速度可以达到每小时60千米，完全不逊于赛马。

　　这样优异的弹跳表现并不能简单地用肌肉力量来解释。羚羊体型娇小，并不具备大块发达的肌肉。但是它们纤细的腿上都附有长长的肌腱。同样，袋鼠的后腿也有十分强健的阿基里斯腱。事实上，无论是袋鼠还是羚羊，其敏捷的动作和长跑能力都归功于肌腱，尤其是其非常精密的运作机制。

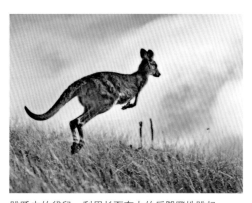

跳跃中的袋鼠：利用长而有力的后腿蹬地跳起

■ 石弩效应

生物力学家用石弩的机械原理来解释筋膜的运行机制：石弩能将石头投掷得很远，是因为它的力臂被施加了机械压力；压力一旦消失，之前储存的势能就转化成动能，从而使石头向前飞出。另外一个十分简单的例子就是橡皮筋：将橡皮筋拉长再突然放开，就会把橡皮筋弹出去。我们也可以以橡皮球为例：橡皮球掉在地板上，地板会给橡皮球施加压力，球就会变形并且储存势能，然后它迅速恢复原状，就会弹离地面。

因此，利用石弩效应可以使肢体用最少的肌肉力量完成动作。肌肉必须先收缩，使肌腱被拉紧。完成第一次跳跃之后，后续的跳跃主要利用的是重力和自身重量：身体落到地面上会拉紧肌腱，使其储存势能；这股势能释放后产生的反作用力会产生加速度，这个加速度远远大于训练有素的肌肉的收缩速度。羚羊和袋鼠等动物跳跃起来十分省力正是因为它们的肌肉并不是这个过程中的主角，真正的功臣

石弩：利用弹性势能进行投掷

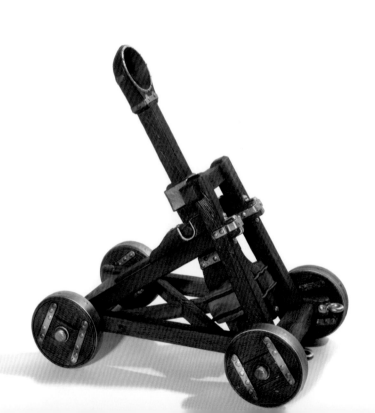

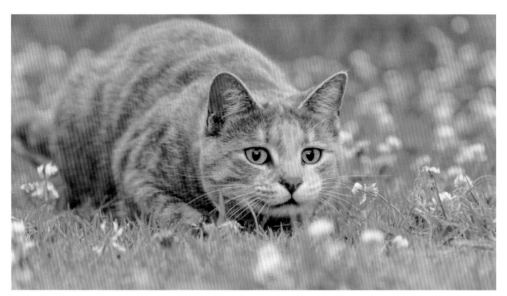

跳远：纵身跳跃前，猫将全身蜷缩起来，使肌肉和肌腱处于拉紧状态下

是反复储存和释放弹性势能的肌腱。

立定跳远和连续跳跃不同。就像青蛙突然跳往高处或者猫突然从地面跳到高墙上，它们往往会预先给自身施加压力，蜷缩起身体，让肌肉和长长的肌腱处于拉紧状态下；在起跳前的刹那，肌腱有力地弹回产生反作用力，身体就离地而起了。

这种肌腱和筋膜的石弩效应是普遍的生物力学原理，同样适用于人类。我们的跳跃、跑步特别是行走都仰赖于这种效应。生物力学家发现，人类的筋膜储存机械能量的能力完全不亚于羚羊的筋膜，人类肌腱的储能能力甚至远超其他灵长类动物。除了人类之外，其他灵长类动物的肌腱都与羚羊的肌腱构造不同。在这个方面，人类的进化超过了其他灵长类。

■ 人类的行走机制

人类在行走方面出了名地有耐力，可以毫无倦意地行走几小时。其实这一点儿都不奇怪，因为研究者发现，由于石弩效应，人类行走比慢跑所需的肌肉工作量少了大约70%。这个奇迹全靠一连串的筋膜才得以实现。这一连串筋膜从大片的足底筋膜开始，经过脚后跟的阿基里斯腱，再经过一系列的肌肉筋膜到达背部。筋膜和肌肉通力合作的效果远远超过单单附着在骨头两端的肌肉。我们之所以这么擅长行走，要感谢贯穿全身的筋膜经线之一——后表线。后表线起于足底，经阿基里斯腱沿腿部上行至大片的腰部筋膜，再沿背部到达颈部和头部。这条筋膜经线能够储存大量的能量，而且不依靠肌肉就可以释放能量，将其转换为动能，因此人类步行才能如此高效和持久。

正因为如此，我们应该锻炼我们的筋膜，让它们保持健康，从而保持或者提升它们的弹性和能量储存能力。肌腱和肌肉筋膜只有保持良好的状态和结构，才能高效地储存和释放势能。

筋膜经线和张力网络

刚刚我们通过行走和筋膜经线（后表线）解释了筋膜的机械力学原理，这决定了我们需要进行的筋膜训练的内容和方式。我们在行走时用到的筋膜远远不只是足部筋膜。这恰恰显示了人体内筋膜的总体特点：筋膜贯穿骨骼和四肢的各个部分，连接全身，形成一个全身性的网络。肌肉和筋膜作为一个共同体构成长长的链条，仿佛四通八达的铁路网，不仅负责人体的力学结构和姿势，还负责动作的高效和流畅。

新的研究证实，人体中存在长长的筋膜经线，我们可以有针对性地锻炼这些筋膜经线。我的同事，从事罗尔夫按摩治疗法研究的托马斯·梅尔斯（《解剖列车：

徒手与动作治疗的肌筋膜经线》作者——译者注）从20世纪90年代起针对筋膜经线进行研究，并且发展出了一个非常可信而详细的解释模型。他是一位徒手治疗师，曾担任伊达·罗尔夫学院的培训师，目前从事费登奎斯身心整合教育的培训工作，对于物理治疗的学派有很深的见解。他从实践中获得的筋膜经线系统理论如今已被多方认可，并且在很大程度上获得了解剖学的验证。

■ 骨骼系统并非身体的支架

梅尔斯的理论模型指出：使身体直立的主要功臣不是骨骼，而是筋膜。如果没有筋膜这种柔韧的元件连接，人类全身的骨骼只会散落一地，人就不能站立。因此，骨骼系统并不像建筑工地的脚手架，不能给位于骨骼之间或附着在骨骼上的组织提供稳定的支撑。

处于动态张力系统中的筋膜和肌肉才是让我们"顶天立地"的功臣。我们知道，单单是站立就要求肌肉持续地小幅收缩，还必须保持身体重心的平衡。如果我们做不到，就会摔倒在地。我们在睡觉时不能站立，因为此时肌肉无法保持紧张。筋膜的其他功能还包括传递肌肉张力以及在这个张力网络中扮演独立的角色。

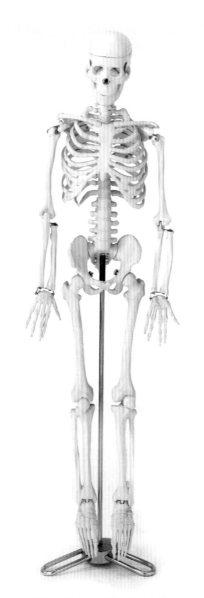

骨骼模型不能独自站立，需要支架的支撑

■ 张拉整体结构（Tensegrity）模型

　　这个张力网络好比建筑领域的一种静态平衡结构，即张拉整体结构。从构

词看，这个词由英语中的"tension"（张拉）以及"integrity"（整体）组成。它是美国艺术家和建筑学家在20世纪中叶提出的。这种结构有以下特征：

- 由稳定结构和弹性结构构成；
- 弹性结构能够承受张力变化；
- 稳定结构无法相互接触；
- 稳定结构之间通过弹性结构相互连接；
- 弹性结构让整个系统处于张力状态下。

　　筋膜研究者认为，人体结构也符合张拉整体结构的原则：肌肉和筋膜构成的筋膜经线与骨骼一起形成了张力系统。这个系统在人体运动时能够做出敏锐的动态反应。当我们要运用某一侧的肌肉时，连接

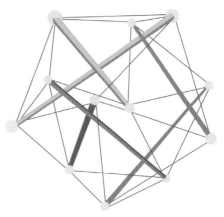

张拉整体结构模型：拉力使得这样的系统既稳定又具动态

脊柱的帆船原理

多年前，医学家和骨科医生就用帆船的桅杆、索具和船帆来解释脊柱的力学结构。在帆船这个系统中，桅杆不承受任何负荷，而是在张力系统中作为一个稳固的元素存在：许多索具紧紧地固定在桅杆上，从而维持船帆的稳定。桅杆不像柱子，并不直接承受任何重量，这与人类的脊柱十分类似。我们的脊柱可以弯曲，一直处于张力和拉力的作用下。

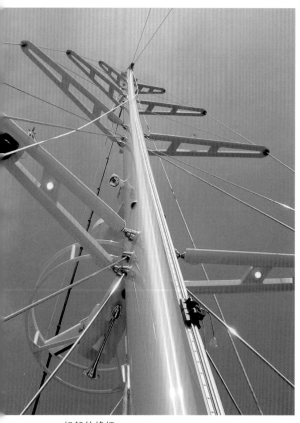

帆船的桅杆

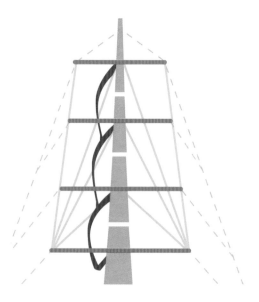

从医学的角度来看，脊柱的帆船原理指的是背部的韧带和肌肉绷紧，维持脊柱的直立。脊柱后方有一块纵向的竖脊肌，它在腰椎附近显得尤其宽厚。脊柱两侧的其他肌肉都是横向的，具有支撑功能。

在肌肉上的筋膜会影响另一侧的肌肉。肌肉不是孤立地工作的，而是和遍布全身的筋膜网络协同合作。这个观点完全超越了传统解剖学对于局部肌肉的看法，进而指出筋膜的功能远胜于肌肉的功能。

■ 全新的人体结构图

全新的人体结构图为我们带来了一些新观点。例如，一直以来我们对骨骼和关节的认识并不正确。事实上，人体内几乎没有哪两块骨骼是直接相连的，骨骼是通过软骨、关节囊、韧带和肌腱等结缔组织灵活地连接起来的。这个新观点也改变了我们对脊柱的认知：它实际上不像古代寺庙中的柱子那样起支撑作用，而只是具有特殊灵活度的稳定结构之一。这种灵活转动的能力让脊柱像蛇一样敏捷。脊柱不像大腿的腿骨那样是一根完整的骨头，而是由许多小块的骨头组成的，这些骨头依靠韧带、肌肉筋膜和小块的肌肉连接在一起。

如今，在研究人体力学结构、姿势和行走功能时，筋膜研究者都以动态筋膜网络，特别是背部筋膜系统为出发点。我们乌尔姆大学的研究团队还对人类行走发展出新的解释模型，并且致力于研究深层的腰骶部疼痛的课题。

■ 筋膜经线

我们身体是由不同的张力元素构成的整体性网络。如今，我们已经识别出了一些由肌肉与筋膜构成的较大型的筋膜经线。在我们看来，这些筋膜经线对身体的协调性和动作的连贯性都有很大作用。因此，我们应该锻炼筋膜经线，从而提升身体的协调性，并且让整条筋膜经线无障碍地、顺畅地运作。传统的针对单一肌肉群的力量训练是不够的——在筋膜研究者看来，锻炼全身筋膜系统的传送和远程连接功能才是有意义和有效的。因此，我们要在训练中对筋膜经线进行有的放矢的刺激。让我们先来认识一下人体中最重要的几条筋膜经线吧！

- 后表线
- 前表线
- 体侧线
- 螺旋线

这些筋膜经线贯穿全身，经过若干身体部位和四肢。就像托马斯·梅尔斯强调的那样，它们具有支撑和运动的功能。我们在这本书里只会简略地提到这几个重要的概念。

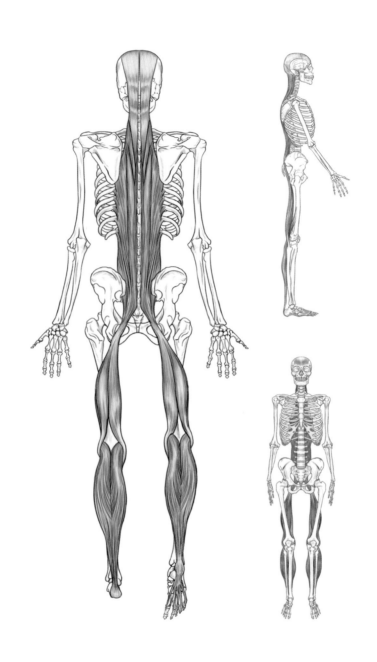

● **1. 后表线**

后表线位于身体背面，从足部（足底筋膜）开始，往上经过背部、颈部和头部直到前额，负责支撑身体、保护背部、保持直立姿势以及让上半身向上抬或者向后仰。

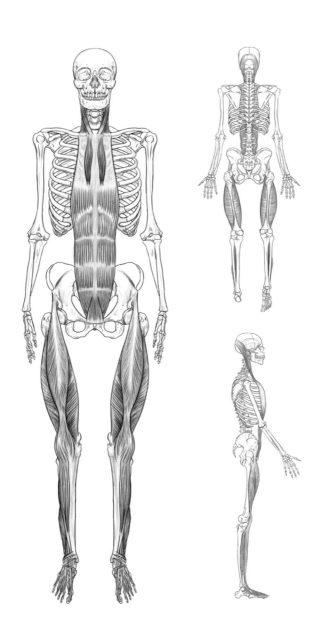

● 2. 前表线

前表线位于身体正面，从脚趾往上到盆骨，之后经过腹部和咽喉直到头部。前表线虽然可以分成两个部分，但是在人站立时就像连贯的铁轨一样，作为一个统一体自下而上地发挥作用。前表线负责稳定上半身，并且掌管上半身前倾、弯腰、抬头和低头等动作。

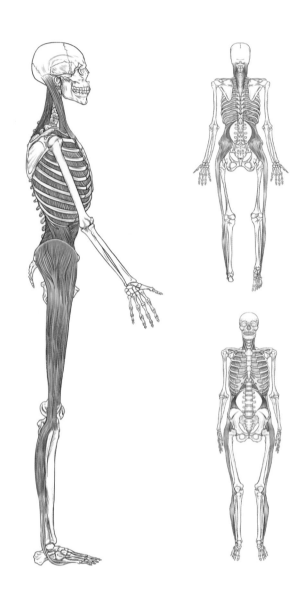

● 3. 体侧线

　　体侧线位于身体两侧。这两条筋膜线分别从脚后跟开始，经过脚踝外侧之后向上，沿着躯干侧面直到头部。它们就像竹筐一样包裹着身体两侧，负责维持前表线和后表线之间的平衡，使下半身稳定，避免脚软跌倒。此外，体侧线还负责身体侧向弯曲的动作，并且可以预防身体过度前倾和扭转。

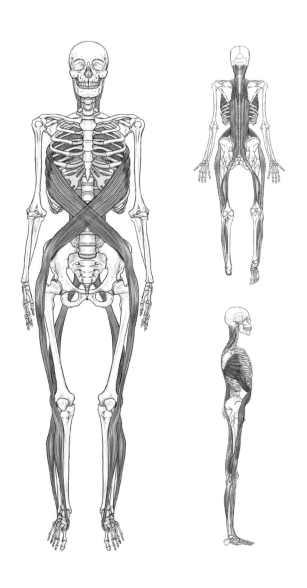

4. 螺旋线

螺旋线环绕在人体上，掌管人体的扭转动作。它像两股螺旋形线条"绑"住身体，帮助身体维持各个平面的平衡，即不论姿势如何，螺旋线都必须维持身体重心的平衡。行走时，螺旋线负责精确控制行进方向。除此之外，螺旋线还掌管身体的扭转动作并维持身体的稳定。

■ 运动状态下的筋膜经线

做一些特定的动作，比如掷标枪、扔铁饼以及提起脚跟摆动双手的时候，长长的筋膜经线是可以清晰辨认的。早年经典的训练动作之一就是提起脚跟摆动双手，这可以从一些历史久远的老照片里得到证实。

我们的筋膜练习中也有几种相似的摆动动作。以前的运动和体操从某种程度上来说更加重视锻炼筋膜经线，但是当代运动却完全忽略了这一点。

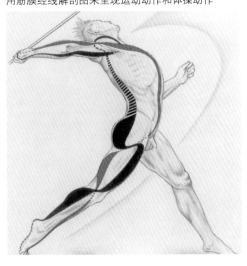

用筋膜经线解剖图来呈现运动动作和体操动作

筋膜对训练产生的反应

筋膜是有生命的组织，会对刺激产生反应，并在受到压力时做出调整。因此，进行有针对性的、规律的训练可以缓慢而持续地改善筋膜的状况。例如，筋膜训练能够增强筋膜的灵活度和弹性，这已经通过动物实验得到了证实：一组每天在跑步机上有规律运动的老鼠比不锻炼的那一组老鼠拥有更加强韧的筋膜，其筋膜在受到压力时会更好地回弹。

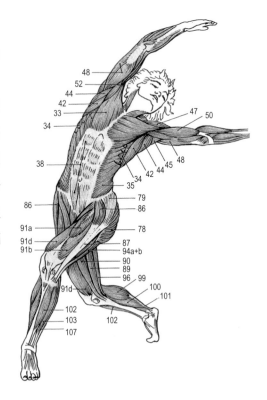

老派的艺术体操

从我们的祖父辈和曾祖父辈起，艺术体操渐渐为人所知，人们跟着音乐的节奏摆动身体，使身体的各个部位活动起来。从现代的眼光来看，艺术体操实际上是有针对性地锻炼筋膜经线。从19世纪起出现体操，无论男女都对这种能够增强身体柔韧性的运动十分钟爱。1900～1950年间，艺术体操蔚为风潮。搭配了球、环、棒的艺术体操涉及一些抛掷和摇摆的动作，人们以极大的热情投入到这项运动中，全方位地舒展和拉伸身体。

艺术体操有着悠久的历史，融合了舞蹈、康复体操、击剑等元素，要求有极高的协调性。德国现代舞之父鲁道夫·冯·拉班（1879—1958）就创办了体操学校。身为音乐教师兼体操教师的欣里希·梅道思和森他·梅道思夫妇也在20世纪20年代创办了体操学校，教授包含舞蹈元素、拉伸和全身摆动的体操。

这些今天看起来有些"老派"的训练方式锻炼的实际上就是筋膜经线和韧带系统，特别是背部的筋膜，尽管当时的体育

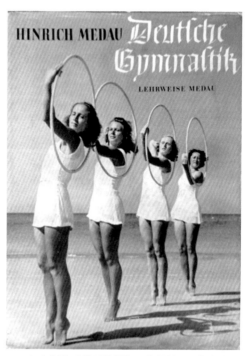

1940年出版的《德国体操》一书的封面，作者为欣里希·梅道思

老师们对筋膜一无所知。到了20世纪70年代，艺术体操逐渐被边缘化，因为有人宣称这项运动给关节特别是脊柱带去的负荷过大，最糟糕的情况下甚至会导致受伤。但是，这种说法已经被今天的筋膜研究成果推翻了。本书希望能替艺术体操中的弹性动作和摆动动作洗清"罪名"，因此特别在后面的练习中加入了这两类动作。

■ 不运动，就僵化

筋膜不活动就会退化。我们之前提到过"用进废退"这个生物学原则，它也适用于筋膜。日本科学家在显微镜下观察缺乏锻炼的人的筋膜时，发现他们的筋膜都打结了！

筋膜打结粘连的话，就会影响肌肉的工作。因为在这种情况下，肌束无法正常地排列，使肌肉力量的传递受到阻碍，进而导致整个系统的协调性下降。这样一来，动作的流畅性就会受到影响，而且会耗费更多的能量。筋膜粘连也会影响人的身体姿态，因为筋膜的弹性会降低，人的肢体会逐渐变得僵硬。研究结果显示，背痛患者的腰部筋膜会出现变厚和打结的现象。此外，打结的筋膜也是老化的标志：年轻人的筋膜具有完美和有规则的网状结构，而运动较少的老年人的筋膜往往结构混乱、打结，甚至失去了原有的波浪状结构。

从某种程度上说，筋膜粘连也是自然现象，因为人上了年纪后，结缔组织细胞虽然仍会生成胶原蛋白，但由于新陈代谢的速度变慢，筋膜更新的能力会下降，基质中所含的水分也会越来越少。然而，这些老化的症状能够通过训练得以改善和

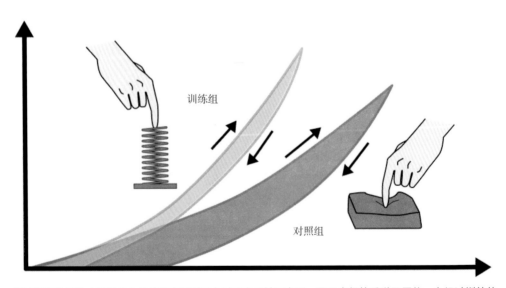

经过训练的动物（训练组）的筋膜在遇到压力时不容易被压变形，而且会很快反弹回原状。未经过训练的动物（对照组）的筋膜很容易被压出凹痕，而且反应慢，也就是说它们虽然会缓慢地恢复原状，但是不会将外力反弹回去，从而导致能量流失

延缓。例如，筋膜训练能够刺激细胞生成新的胶原蛋白，并且加速旧的胶原蛋白的代谢。我们熟悉的肌肉训练也有类似的效果：老年人的肌肉量会减少，但是肌肉训练能够延缓肌肉减少的速度。有些老年人甚至能够通过训练促使肌肉增加。筋膜和肌肉一样，也可以通过训练变得排列紧密、富有弹性和健康。选择正确的筋膜训练方式，锻炼得越多，效果就越好。

■ 筋膜训练的效果不能一蹴而就

筋膜训练对筋膜来说是有效的，但是与肌肉训练相比见效慢，因为与肌纤维的更新速度相比，结缔组织细胞的更新速度比较慢。收到更新的信号之后，结缔组织细胞才会分裂、生成新纤维并且连接在一起形成筋膜网络，然后形成典型的波浪状结构。在这段时间里，筋膜的结构必须不断适应受到的拉力和压力，调整筋膜的长度、厚度和滑动能力。如果经常受到特定的拉力，结缔组织细胞与韧带就会紧紧地连接在一起，或者形成新的连接。筋膜的弹性，也就是像弹簧一样弹动的能力也会随之增强。即使有些区域的筋膜在一段时间内无法正常活动，比如手臂受伤、打上了石膏，适当的训练刺激也能使它们重新

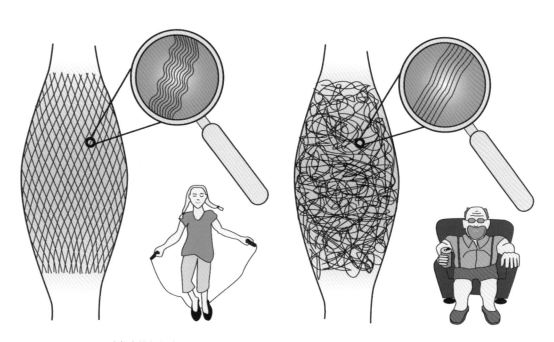

对右边的年长者来说，筋膜打结粘连不仅是一种老化现象，也是缺乏运动的表现

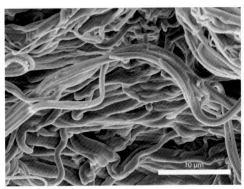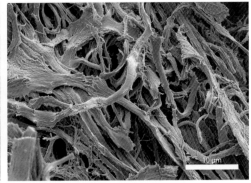

年轻与年老：6岁小孩的筋膜（左图）和90岁老人的筋膜（右图）的对比

恢复活力。

筋膜究竟是如何适应外力的呢？我们可以观察一下运动员：跑步运动员和网球运动员在跑跳时利用下肢骤停，这会对他们的肌肉和关节造成很大的压力，于是他们大腿外侧的筋膜，即阔筋膜会越来越发达，排列得愈发紧密而且质地坚韧，从而使大腿呈现上宽下窄的形状。没有运动习惯的人走路的时候也会用到阔筋膜。这一点我们可以通过观察轮椅使用者得到证实：他们的筋膜就比不进行体育运动的普通人的薄一些。骑手则是另外一种情况，因为他们利用的是大腿内侧的肌肉，即内收肌群，所以大腿内侧的筋膜会变得更有力，从而改变大腿的形状：内收肌群与耻骨相连，会拉高大腿肌肉并使其向内拱起。

▨ 运动损伤首先发生在筋膜中

筋膜网络的健康状况对运动员而言特别重要。当一位足球运动员带着因疼痛而扭曲的表情在球场边蹒跚或者直接被抬出比赛场地的时候，当网球选手因为肩伤必须放弃比赛的时候，当长跑运动员一开赛就退赛的时候，往往是他们的筋膜出了问题：韧带、肌腱、肌肉筋膜或者关节囊出现了拉伤、断裂或者发炎的情况。这时，受伤部位的筋膜无法承受外力，或者因旧伤未愈导致局部的筋膜无法出力。运动员要想避免运动损伤，就必须特别注意自己的筋膜状况。

这些因运动负荷过度引起的损伤主要发生在白色的筋膜中，而非红色的肌肉中。有针对性的筋膜训练能够保护运动员

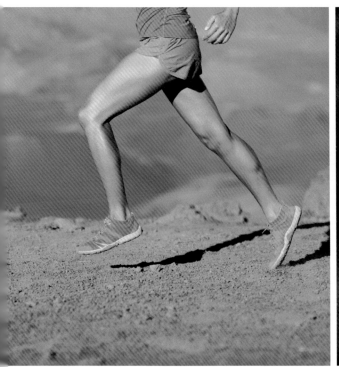

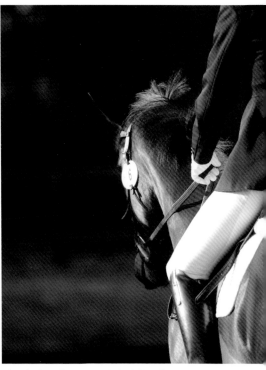

跑步运动员和网球运动员拥有非常结实的
大腿外侧筋膜

骑手在骑马时要用双腿紧紧夹住马背，
因此，他们的大腿内侧筋膜非常有力

免受伤病折磨，因为健康的筋膜能够储存
和释放较多的能量，而且不容易断裂，弹
性和稳定度都比较好，反应也相对敏捷。

■ "肌肉酸痛"新解

运动之后很多人都会觉得全身酸痛，
但长久以来，这个常见的现象一直找不
到解释。现在，筋膜研究者发现了新的解
答。肌肉酸痛常常出现在过度运动之后或
者在人们尝试了自己不习惯的运动之后，

特别是要不停重复"急刹车"这个动作的
运动，如爬山后的下山。多年来，对这一
现象的解释五花八门：乳酸堆积、自由基
引起发炎、新陈代谢出问题、肌纤维痉挛
或断裂。至今，所有这些说法都不足以完
美地解释这个现象。乳酸堆积的说法存在
了很多年，但已经被推翻了，因为科学家
发现，就算人体中乳酸盐的含量并不高，
人也会感觉肌肉酸痛。此外，研究证实，
我们只需要大约40分钟就可以完全分解运

动后产生的乳酸盐，而肌肉酸痛在运动后的一两天才会出现，而且会持续几天。

在当今的运动科学领域，肌纤维断裂的理论仍占据主要地位。按照这个理论，产生肌肉酸痛后不能进行按摩，因为肌纤维断裂会有伤口，而按摩只会使伤口恶化。此外，北欧的解剖学家提出，肌纤维断裂后，身体局部还会出现轻微的红肿和发炎现象。他们让受试者始终用同一条腿往椅子上跨，从椅子上下来时用另一条腿落地，重复多次，让受试者产生肌肉酸痛的感觉。受试者落地的那条腿因为一直"急刹车"，所以更容易出现肌肉酸痛的情况。研究人员用电子显微镜观察酸痛组织的样本，发现局部的肌纤维的确发生了变化，而且是最小的肌肉细胞组成单位——肌节发生了变化。

这里提到的肌节是肌原纤维的一部分，即我们在第一章中提到的结构蛋白，更确切地说就是肌动蛋白和肌联蛋白。然而，肌肉酸痛绝不仅仅涉及肌节。因为在肌肉酸痛时，受影响最大的是肌肉外部的筋膜。新的研究表明，深层筋膜，也就是包裹肌肉的肌外膜，才是人出现肌肉酸痛感觉的主要来源。

这项新的研究成果的历史要追溯到2007年召开的筋膜研究大会。当时，我和几位研究肌肉疼痛的专家一起讨论他们准备进行的关于肌肉酸痛的实验：他们打算将盐水注入运动后有肌肉酸痛现象的受试者体内，以此来确定肌肉酸痛产生的具体位置。盐水注射实验在疼痛研究领域已得到了认可，因为盐水会加剧伤口和发炎部位的疼痛感，所以能确定疼痛产生的位置和根源。

我和来自丹麦的疼痛研究专家托马斯·格拉文·尼尔森讨论完筋膜对人体发挥的作用后，他果断地改变了他与澳大利亚物理治疗专家威廉·吉布森共同进行的疼痛研究的设计。他们先让受试者产生腿部肌肉酸痛的感觉，然后在两组受试者身上注射盐水。但不同的是，他们把盐水注入第一组受试者的深层肌肉，并把盐水注入第二组受试者的大腿筋膜。第二组的实验设计是与我讨论后才新增的。实验结果很明确：第二组受试者明显感到更强烈的运动后的疼痛感，也就是肌肉酸痛感。当然，受试者无法辨别疼痛是来自红色的肌肉还是白色的筋膜，他们只是觉得"肌肉酸痛"。但因为盐水注射部位的差异，研究人员还是能够确定疼痛的来源。结果一目了然。

这项研究在2009年造成了轰动，筋膜才是肌肉酸痛的来源的认知也慢慢得到承认：剧烈运动造成了筋膜变化或损伤，从而使人产生了疼痛感。人体感受到的刺激，即肌肉酸痛感，产生于白色的深层筋膜，而非红色的肌肉组织，这一点是可以肯定的。至于是否像推测的那样，肌肉酸痛是由筋膜撕裂、浮肿和发炎引起的，或者说是因为筋膜中分布的大量感受器感受到了外界的刺激，所以疼痛只能被筋膜感知，这些都还不能确定。

运动产生的酸痛感几天后会自行消失。显然，此时人体已经适应了新的运动负荷，这有助于预防或减轻下一次的酸痛感。有关肌肉酸痛的更多内容参见第87页的"筋膜训练原则"以及第三章中的练习部分。现在我们可以确定，筋膜研究的新发现不仅改变了我们对肌肉酸痛的理论认知，还改变了治疗师针对运动后肌肉酸痛的处理方法。这也意味着我们可以采取一些预防肌肉酸痛的措施：使筋膜保持健康和有活力。这也是我们进行有针对性的筋膜训练的又一个理由。

筋膜训练须知

筋膜训练并不等同于肌肉训练。尽管许多常见的肌肉训练也包括锻炼筋膜的动作，但是并非所有的肌肉训练都是这样的，而且肌肉训练也无法锻炼到所有类型

筋膜训练的目标

训练是为了：

- 获得最佳的能量储存能力；

- 让拉伸更具弹性；

- 让筋膜经线无障碍、流畅地运作；

- 让筋膜网络和波浪状结构保持不变；

- 让肌肉和筋膜共同体拥有快速恢复的能力。

的筋膜。此外，筋膜需要特殊的训练刺激来帮助它修复再生和保持活力。很多常见的训练计划以增加肌肉力量为主要诉求，往往忽略了人体筋膜的类型和分工的差异，也忽略了个人的运动习惯。例如，负重训练或其他单一的训练方式无法促进筋膜，尤其是肌腱的细胞再生、更新或液体交换。高强度的力量训练确实能刺激人体筋膜中胶原蛋白的生成，因为强壮的肌肉也需要强壮的筋膜，结缔组织细胞能通过这类训练提高自身效能，人体中胶原纤维的数量也会通过这类训练有所增加。但是，进行单一的训练之后，如果缺少缓和

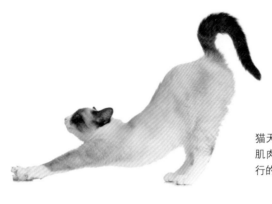

猫天生就会利用伸懒腰的动作锻炼它的肌肉和筋膜。伸懒腰是利用肌肉收缩进行的主动拉伸，而非被动拉伸

的动作作为平衡，身体的灵活度甚至会降低。例如，竞技类运动员，如环法自行车赛选手的小腿腓肠肌和大腿的部分肌肉经过训练达到了极致，但臀部肌肉变得尤其僵硬。然而，对许多运动项目，如舞蹈、体操、摔跤和田径来说，身体的灵活度是非常重要的，因为这些运动需要力量、灵活度以及良好的协调能力。在日常生活中，拥有灵活性和协调性同样是我们的重要目标，它们能让我们避免拉伤，同时减轻日常活动对身体造成的负担。

■ 怎样锻炼筋膜？

研究表明，力量训练和常规训练无法锻炼人体的整个筋膜网络，这是因为筋膜中的纤维与肌肉中的不同：肌肉外面的筋膜具有不同的结构，有的像托盘一样支撑肌肉，有的像外罩一样包裹肌肉，而且纤维的走向也不同。筋膜中纤维的走向包括：

- 与肌纤维走向平行；
- 与肌纤维走向垂直；
- 与肌纤维走向一致并位于肌肉前方或后方（连接骨骼和肌肉的肌腱就是如此）。

与肌纤维走向平行的是包裹在肌纤维外面的一层薄膜状结缔组织，即肌束膜和肌外膜。一般的力量训练无法锻炼这些筋膜，但是筋膜训练可以做到，并且可以提高这类筋膜的新陈代谢速度。

舒缓的拉伸动作可以锻炼到常规力量训练锻炼不到的肌肉和筋膜，是筋膜训练中的固定练习动作。此外，筋膜训练中还有特殊的主动拉伸练习，即将拉伸动作与肌肉收缩相结合。也就是说，在拉伸状态下迅速收缩肌肉，就像猫伸懒腰一样。

我们的筋膜训练考虑到了肌肉力量、被动拉伸和主动拉伸，设计了各式各样的动作。这样，我们不仅可以锻炼包裹肌肉的筋膜，还可以锻炼肌肉中的筋膜。

非自动化：肌肉训练与筋膜训练

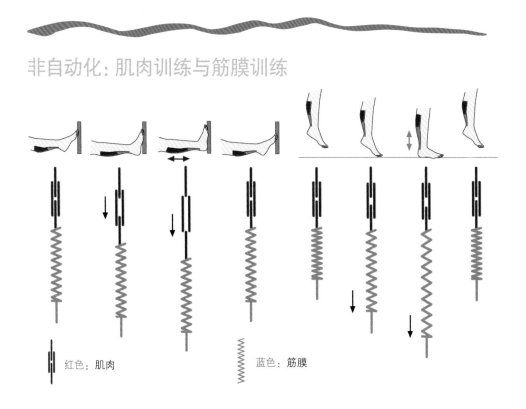

红色：肌肉

蓝色：筋膜

　　左边4组图显示的是进行常规训练时小腿肌肉的变化。受试者用脚抵住木板是典型的肌肉力量训练动作。图中的红色部分代表肌肉，在训练中，肌肉的长度和厚度会发生变化。图中的蓝色波纹代表具有弹性的筋膜，在训练中，筋膜的长度不会改变，也就是说，这项练习不会刺激筋膜。

　　右边4组图的情况完全不同。受试者进行的是弹振练习，即跳跃练习。这时，除了红色部分，蓝色部分也发生了变化，即筋膜的长度有变化。我们从图中可以看到，阿基里斯腱被拉长了。

　　在这里，阿基里斯腱受到适度的刺激后，像弹簧一样伸缩。阿基里斯腱就需要这种类型的训练，以便随时承受行走或跑跳带来的压力。

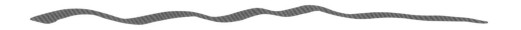

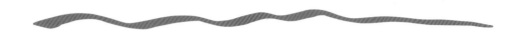

筋膜应该拉伸和锻炼

以下几张图向我们展示了筋膜在不同动作和肌肉张力状态下发生的变化。首先展示的是肌肉内部的状况。在下图中，蓝色图标代表筋膜及其纤维，它们有的环绕着肌肉，有的位于肌肉内、走向固定。

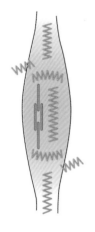

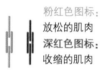

粉红色图标：
放松的肌肉
深红色图标：
收缩的肌肉

浅蓝色图标：
放松的筋膜
深蓝色图标：
拉伸的筋膜

静止状态下肌纤维和筋膜纤维的走向：浅蓝色图标表示的是纵向、横向与串联排列的筋膜。同粉红色的肌肉一样，此时所有的筋膜都处于放松状态。

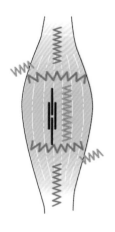

进行力量训练时，不仅肌肉发生了变化，筋膜也发生了变化。这里以肱二头肌为例。当你弯曲手臂举起哑铃的时候，肌肉会收缩、变短变粗。如图所示，肌肉呈球状，深蓝色的横向筋膜受力后拉伸变长。深蓝色的肌腱和与肌腱串联在一起的其他筋膜也处于张力状态下。

不过，与肌纤维走向平行的浅蓝色筋膜，即肌肉内部包裹肌纤维的肌束膜与肌内膜没有被拉伸到。

可是，这些筋膜也需要外界刺激来加速新陈代谢和促进其中细胞的生长。如何做到呢？一方面，要做拉伸动作；另一方面，要将拉伸动作与肌肉收缩相结合，即主动拉伸。

你可以从下面两张图中观察效果。

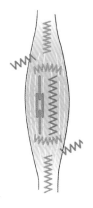

被动拉伸就是一般的拉伸。此时，肌肉被拉长，但并未变粗，因为它没有收缩，图中粉红色图标显示：肌肉处于松弛的"休眠"状态。但是，与肌肉纤维走向平行的深蓝色筋膜被拉伸开来。

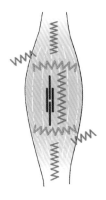

进行主动拉伸时，肌肉会被拉伸开。此时，图中的深红色图标与深蓝色图标发生了变化。几乎所有的筋膜都受到了运动刺激，处于张力状态下。

■ 健康筋膜的特征与科学的筋膜训练

我们进行筋膜训练的目的是让筋膜在整个人体系统中充分发挥它的作用。根据我们目前对筋膜的了解，健康的、训练得当的筋膜有以下几个标志性特征。

1. 结实且富有弹性。

2. 像竹子一样有韧性。

3. 像起重机的牵引绳一样具有强韧的抗撕裂能力。

4. 让人拥有像羚羊一样好的弹跳力。

筋膜训练的作用包括：

● 提高肌腱和韧带的负荷能力；

● 避免髋关节和椎间盘因摩擦产生疼痛感；

● 避免肌肉拉伤；

● 让人保持年轻、紧致的身材。

筋膜训练对体育运动和日常生活的好处包括：

● 让肌肉更高效地发挥作用；

● 大幅缩短细胞更新所需的时间，让人更快地恢复体力，投入下一轮的训练；

● 提升运动表现；

● 优化运动方式，提高肢体的协调能力；

● 健康的筋膜能够保护我们，减少受伤、肌肉酸痛和疾病。

筋膜受伤、排列紊乱和筋膜粘连会使人遭受疾病和疼痛的困扰，如骶骨疼痛、肩部酸痛、肘关节活动受阻、颈部疼痛、足跟骨刺等等。筋膜的健康状况从根本上影响着这些症状，甚至可以说是这些症状的唯一根源，对肩周炎或者足跟骨刺这样的问题来说尤其如此。这些健康问题表明，筋膜承受运动负荷不当或者缺乏锻炼都会导致筋膜的健康出问题。

■ 人类动作的极限

马戏团的杂技演员、舞台上的舞蹈演员、器械体操运动员、击剑运动员、柔道运动员或者勇敢无畏的极限攀岩者，他们所做的那些高难度动作都曾让我们每个人惊叹不已。

人类的动作形式之多是其他任何动物都无可比拟的。实际上，人类也是唯一有能力与他人共同完成有意识的、控制精确的协调动作（如双人舞）的物种。试想一下，人类的祖先从傍树而居、在树枝间活动到后来能用两只脚行走、奔跑和跳舞，人类的活动以经济适用的耐力见长。也正因为如此，人类的动作才如此丰富多样。另一方面，人类与其他动物一样，都必须对重力和惯性，我们的每一个动作都必须克服这两种作用力。在我的老师艾达·罗尔夫看来，人体与重力之间的关系是她的人体力学结构与运动理论的根基。

　　与所有动物一样，我们人类需要克服重力，但是人类并未止步于此，而是进化成能够做出许多不同的动作。这两个特点缺一不可。一旦缺少，我们的身体就会出现退化和疾病。缺少有针对性的运动刺激，人体的肌肉、骨骼和筋膜都会退化，出现疼痛，甚至导致受伤。但我们现代人的生活方式常常让我们缺少锻炼，这完全不符合人类身体的天然构造。特别是随着年龄的增长，很多人的运动量严重不足。也许你会认为，有些能力即使退化了也无所谓，因为在现代生活中早已用不上那些能力了。然而，石器时代的某些生活习性现在仍在影响我们的生活，正如德国柏林夏里特医院的教授德特勒夫·甘藤所说：我们是在失去中感知事物的。因为，我们的身体会对缺乏运动和负荷不当做出反应，出现关节疼痛、韧带退化、关节炎、炎症等症状，更不用提超重、代谢症候群、糖尿病和心肌梗死等问题了。心理层面的问题也不可小觑：缺乏运动与抑郁症以及某些类型的痴呆症之间存在关联。目前，大家已经越来越清楚，运动对精神状态和心理健康具有正面影响。

　　当然，你肯定已经对缺乏运动带来的不良后果有所了解了。然而，运动的形

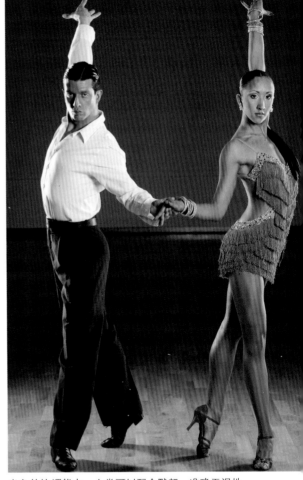

出色的协调能力：人类可以配合默契、准确无误地共同完成动作

式必须符合我们的身体构造。我们必须让全身都动起来，锻炼我们的协调能力、灵活性、平衡能力，刺激筋膜经线，提升筋膜功能。除了符合人类的天性，运动方式还要富于变化。只有让运动器官得到全面、科学的锻炼，人才能保持健康，免受关节炎等疾病的困扰。至少有一些研究人员是这么认为的。他们提出"闲置理论"，认为人类的身体还有可以发挥的空间。他们通过观察发现，类人猿除了偶尔蹲坐和爬行，多半在树上吊挂、攀爬、跳

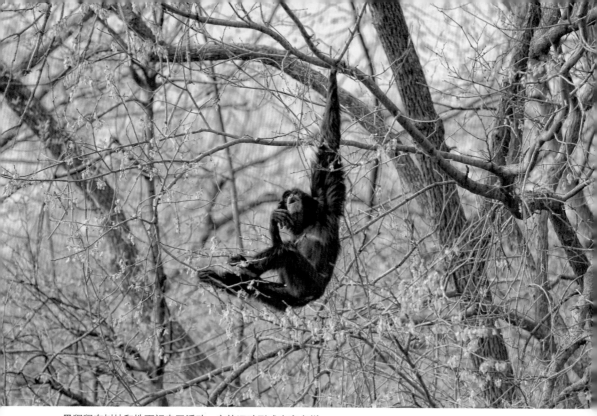

黑猩猩在树枝和地面间来回活动，它的运动形式丰富多样

跃和摆荡。它们的握力很强，上肢能够承受全身的重量。做这些动作时，它们全身的所有关节都得到了最大限度的活动、拉伸和锻炼。

闲置理论认为，人类直立行走的姿势、鞋子的使用以及现代人久坐不动的生活方式，这些都导致关节无法得到最大限度的拉伸、活动能力受到限制，从而导致人的身体出现问题。就拿手指关节炎为例，其病因至今也无法仅仅通过关节负荷过重来解释清楚，反而更像是关节活动不足造成的软骨发炎。现代人太少用手抓握，活动方式不符合人类的天然生理构造，因而导致关节受损。

关节炎的发病过程可以为闲置理论提供一定的支持。例如，髋关节发炎起初出现在人体不常使用的边缘部位，然后才慢慢延伸到受力较多的大腿根部。这也许根本不是关节磨损引起的，而是另有原因：人类演化成双腿行走之后，骨盆腔的骨骼活动受到了限制，活动量不符合我们的身体构造。目前，医学界已经认同了这个观点，建议关节炎患者多活动关节，而非静养。

如今，医院和康复中心纷纷设置攀岩墙。攀岩有助于改善骨骼问题。这也是另一个支持闲置理论的间接证据。

攀爬是在进化过程中潜藏在我们身体

深处的运动模式，它能同时锻炼人体的许多肌肉和韧带，提高身体的协调能力。攀爬时，手臂举过头顶的动作同时锻炼到了手和肩颈部位的肌肉。这种运动有助于改善背部疼痛，对脊柱手术后的康复也很有帮助。不仅如此，它对神经方面的疾病，如中风、多发硬化症和焦虑症也有很好的疗效。

　　除了在医疗和康复领域，攀爬运动也成为日常生活和运动中的一股流行趋势。

许多地方都出现了专门为成年人设计的攀爬场地，包括年长者也可以尝试和体验的攀岩假山和跑酷场地。从筋膜研究者的角度看，攀爬是非常科学合理的运动。我家附近的公园就有攀爬架，一有空我就会去那里运动一下。在那里，我会模仿大猩猩的动作（参见第13页插图）。对我来说，在实验室待了一整天或者经过长途旅行后，这种运动能让我休息和恢复精力。

退休老人在公园活动：这一新的流行趋势如今被证明是科学的

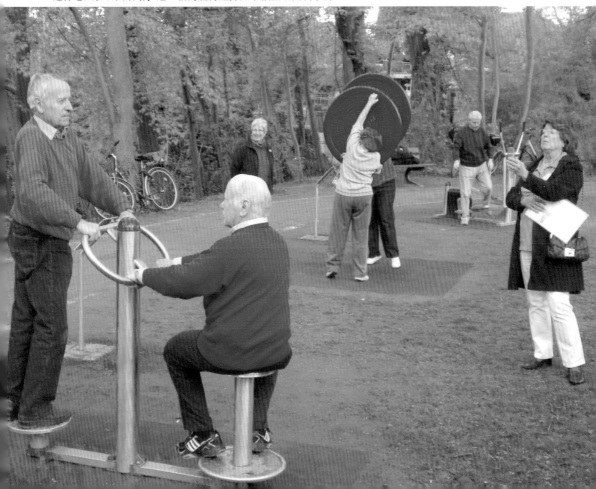

■ 正确的筋膜训练方法

综上所述，筋膜训练必须包含多元化的刺激。为了发挥筋膜的不同功能、锻炼全身的筋膜网络、维护和保养筋膜，我们要向筋膜系统提出挑战。筋膜喜欢活动和拉伸，同样喜欢承受机械压力和拉力，喜欢以液体交换为目的的挤压或者滚压。我们在训练中也安排了这样的练习，用球或者专门设计的泡沫轴做滚压练习恰好能达到这样的效果：筋膜像海绵一样被挤压，在这一过程中，筋膜中的液体得到交换。这就像自我按摩一样，可以帮助人缓解肌肉酸痛和僵硬的症状。

筋膜训练还有另一个重点：促进筋膜的本体感受能力。之前提到过，筋膜是人体内最大的感觉器官。我们的运动能力如何根本上取决于我们的感知能力，即对肌肉、关节和筋膜中的感受器收集到的信息进行理解和处理的能力。感官刺激、本体感受和对身体微小变化的感知是筋膜训练所必需的组成部分。这种训练并非死板的练习。在运动过程中，感官刺激和本体感受应该充满乐趣和让人舒适。有趣舒适的感官刺激又可以反过来促使我们进一步感知探索，甚至提高训练成效。

小结

筋膜训练包括：

- 富于变化的动作；
- 肌肉训练；
- 提高筋膜能量储存能力所需的最大负荷；
- 锻炼全身筋膜经线的练习；
- 符合人类身体构造的运动模式；
- 筋膜的保养与再生；
- 拉伸、按摩、抚触等温和而持续的刺激；
- 感官刺激和提升本体感受能力的练习。

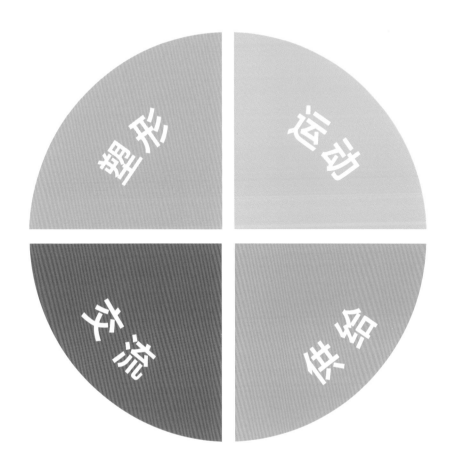

筋膜训练的四个层面

筋膜训练必须具有多样性。对应筋膜的四项基本功能，我们在四项基本原则的基础上，设计了一系列练习动作。

针对筋膜的四项基本功能，我们会从四个层面有针对性地设计相应的练习动作，给予适当的训练刺激。

我们把这几个重要概念放在一起就会发现，筋膜的每个基本功能都有相应的练习类型。

筋膜的基本功能：

塑形 ＋ 运动 ＋ 供给 ＋ 交流

筋膜练习的类型：

拉伸 ＋ 弹振 ＋ 再生 ＋ 感知

上面带十字坐标的圆形图表的设计并不是偶然的：圆形代表一个整体，表明筋膜的四个基本功能是一个统一体。图中的十字坐标将这个统一体分隔开，说明要想

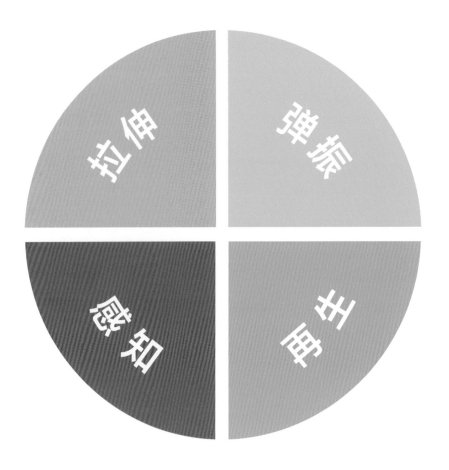

锻炼筋膜，我们必须考虑到四个不同的训练层面。它们各不相同，需要区别对待。然而，它们又同属一个整体，你只有完成四个层面的训练，才能在更深层次上锻炼到人体所有类型的筋膜，尤其是关键部位的筋膜。

这种圆形图表会伴随你完成下一章练习部分的学习，你可以把它作为筋膜训练的重要指向标。它能告诉你：

- 练习所对应的筋膜功能；
- 筋膜功能所对应的健康问题；
- 练习所对应的刺激类型。

在图中，我们用不同的颜色标示不同的层面。正式开始训练前，你还应该了解筋膜的基本功能和筋膜训练的四个层面是如何对应的。

1. 拉伸练习的基本功能：塑形

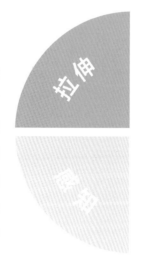

拉伸练习可以促进筋膜为人体塑造形体这一功能。许多动作都能带动筋膜自然伸展，尤其能刺激筋膜经线。几个世纪以来，拉伸练习始终是运动训练中的一部分，对舞蹈演员和杂技演员来说尤其如此。拉伸练习确实可以提高身体的柔软度，对肌肉和关节都有好处。然而，多年来的科学研究发现，拉伸练习的好处不止如此。风靡全球的瑜伽就是建立在对筋膜进行拉伸的基础上的。从生理学上看，长期做舒缓的瑜伽拉伸动作对身体的某些问题很有疗效。例如，它能降低人的血压和脉搏跳动率。筋膜经过拉伸后，会将信号传递到人体的自主神经系统，刺激副交感神经，使身体真正放松下来。这也是瑜伽

冥想能够平复紧张情绪、减轻压力的根本原因。

拉伸筋膜的功效还不止于此。动物实验已经证实，与瑜伽类似的伸展和拉伸运动能减轻老鼠背部由发炎引起的疼痛。瑜伽，尤其是瑜伽的拉伸动作能够缓解人的背部疼痛，这也是经过科学研究证实

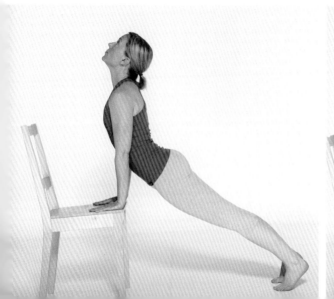

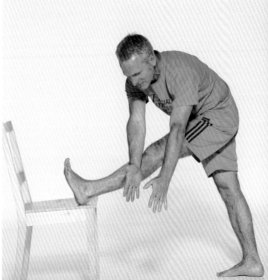

的。美国的一项研究发现，瑜伽中的拉伸动作对背部疼痛的疗效与传统背部肌肉训练的一样显著。这也再一次提升了瑜伽的声誉。

20世纪80年代，拉伸练习深陷于现代运动训练理论的炮火攻击之中。拉伸练习的形式多样，包括身体摇摆的动态拉伸和缓慢持久的静态拉伸。弯腰用指尖轻触地面，再快速弹起恢复原来的姿势，这属于动态拉伸。静态拉伸则要求长久地保持某个拉伸姿势、不快速弹起恢复原来的姿势。尽管几个世纪以来，体操运动员和舞蹈演员偏向于摆动身体的动态拉伸，但一些运动学家对此大力抨击，他们认为动态拉伸容易让人受伤，没有任何意义。到了20世纪80年代，在运动前进行缓慢的静态

拉伸成了运动界的流行风潮。静态拉伸能够热身、避免肌肉拉伤，但这一观点从未得到证实。于是，静态拉伸的拥护者开始倒戈，以摇摆为主的动态拉伸再次被纳入运动训练课程。

从锻炼筋膜的角度出发，摇摆的动态拉伸和缓慢的静态拉伸都可以为我们所用。两者分别适用于生理结构不同的筋膜，并且带来不同的效果。我们认为，分别对单块肌肉进行拉伸实际上是没有必要的。因此，在我们的训练计划中，筋膜训练是一项针对肌肉与筋膜的愉快且富有创造性的全身性训练和拉伸训练。训练以简单的练习为主，为此我们改进了典型的拉伸练习，大家通过这些练习可以非常有效地锻炼全身的肌肉和筋膜系统。

瑜伽也能锻炼筋膜

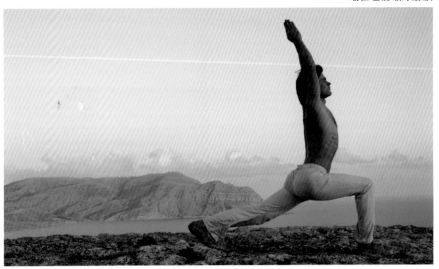

2. 弹振练习的基本功能：运动

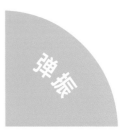

弹振练习，比如跳跃或摆动上半身，能够提升筋膜的能量储存能力，这对筋膜发挥运动这个基本功能而言是非常重要的。这类练习可以锻炼人体所有的筋膜，特别是肌腱。弹振练习应用了弹性势能的作用原理，通过筋膜产生的反作用力来完成动作。

在做弹振动作的过程中，我们利用了初始张力，即预先做一个轻微的反向动作，比如标枪运动员向前掷标枪之前，会向后挥动手臂，让肩关节的肌腱和其他筋膜积蓄力量。在日常生活中，比如我们弯腰起身、提起重物的时候，也会做类似的弹振动作，这些都运用了筋膜的初始张力。全身性的弹振练习能刺激筋膜经线，在练习过程中，你可以向任意方向做弹振动作。

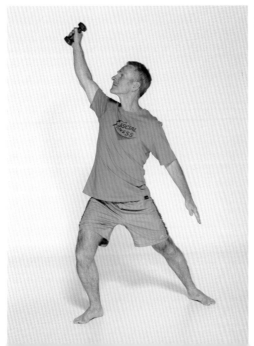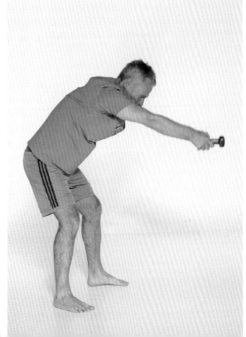

3. 再生练习的基本功能：供给

我们可以通过自我按摩的方式让筋膜再生并且恢复活力。在练习中，我们需要使用泡沫轴，它在体育用品商店可以买到。在有些练习中，你也可以用网球或橡皮球作为按摩工具。

所有再生练习的共同点是，通过按摩对筋膜施压。这运用的是纯粹的物理机制：压力能促进筋膜中的液体交换。筋膜就像一块海绵，按摩能够帮助筋膜将新陈代谢的废物和淋巴液排出，再吸入新鲜的液体。液体交换过程会刺激筋膜的新陈代谢，同时改善筋膜以及相关器官的营养供给。因此，通过按压使筋膜恢复和再生的练习能够服务于筋膜四大基本功能中的供给功能。徒手治疗也能达到这一效果：筋膜喜欢仿佛挤压海绵一般的按摩动作以及恰到好处的力道。持续、轻柔、缓慢的按摩效果最好。这种按摩方式也被广泛应用于罗尔夫按摩治疗法、筋膜放松疗法和整骨疗法中。此外，正如第一章所说，按摩还能够刺激筋膜内的机械刺激感受器，使感受器将信号传向自主神经系统和肌肉。因此，力道正确的按摩能缓解筋膜和肌肉紧张，甚至还能解决肌肉僵硬和筋膜粘连的问题。

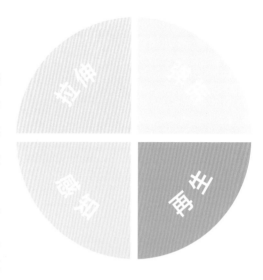

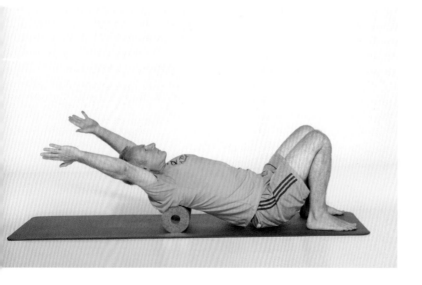

筋膜训练中的再生练习能促进筋膜再生。通过练习，人们不仅可以增强对身体的感知能力，还能提高身体的灵活度。无论是按摩、触发点疗法、滚轴练习，还是其他通过按摩进行的筋膜治疗，都具有很大的市场。我们的泡沫轴滚压练习不仅可以作为日常的训练项目，也可以作为紧急情况下的自我治疗方法，因为它可以消除肌肉僵硬、缓解伤痛和过度劳累后的肌肉酸痛。

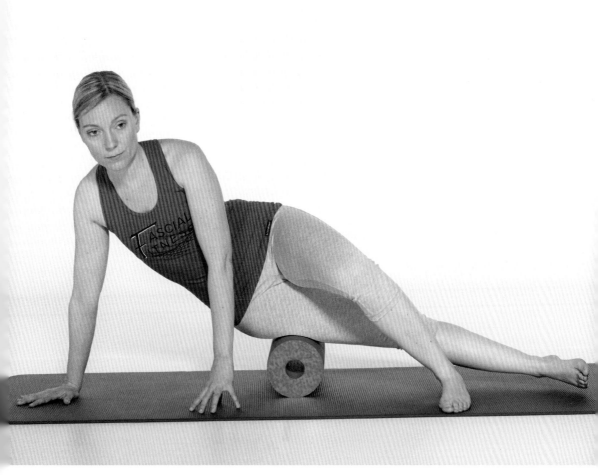

4. 感知练习的基本功能：交流

正如我们在第一章中看到的，对运动的感知对人类所有类型的运动和大脑活动都具有非常重要的意义。在运动科学、训练科学和心理学中，这种对身体的感知能力和身体的自我形象认知是用来评估训练效果的重要基础。如今，在现代化的生活方式下，缺乏运动的现象日益增多，这种运动感知能力变得越来越重要。它在许多神经以及心理方面的疾病中发挥着重要作用。光是搜索"具身化"（Embodiment）这个关键词，你就可以找到很多研究文献。

在筋膜训练中，我们通过将注意力集中在非常细微的动作上或者留意方向和位置上的细微变化来觉察感官刺激，从而锻炼对感官刺激的感知能力。这些感知练习能够加强身体的感知能力，锻炼你对身体细微变化的专注力和探索能力。对此，我们会选择一些富于变化又能给人带来乐趣的练习：在这些练习中，你可以把自身当作一台精密的仪器，用来检测很多细微的差别。所有练习都会借助筋膜这个中介增强你对动作和身体协调的觉察能力、提高身体的灵敏度，并且强身健体。需要注意的是：在练习过程中不能分心，应该有意识地感知身体内部发生的变化。因为只有这样，学习的成果才能扎根在你的脑海中，训练才能达到既定的目标。

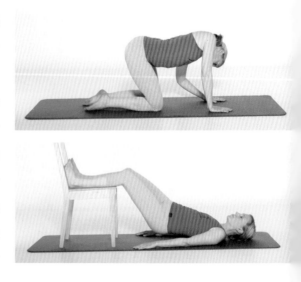

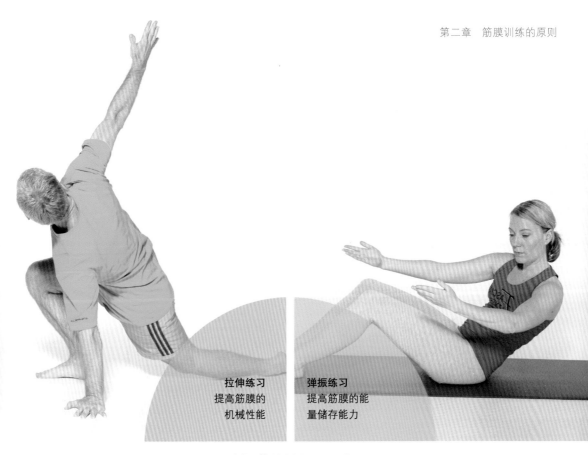

拉伸练习
提高筋膜的
机械性能

弹振练习
提高筋膜的能
量储存能力

筋膜训练原则

再生练习
通过液体交换促
进组织再生

感知练习
激发本体感受能
力和深层感觉

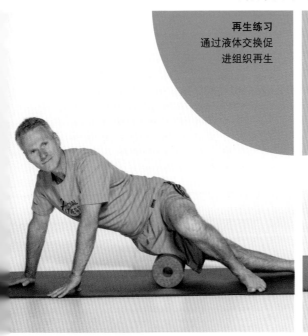

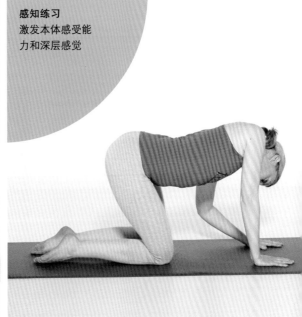

训练前，确定自己的筋膜属于哪种类型

讲了这么多长篇大论，我们终于要进入实践阶段了。开始筋膜训练之前，请做个小测试，评估一下自己的筋膜属于哪种类型。这是很有必要的，因为每个人生来拥有的筋膜都不相同。其中有两类人的筋膜较为极端：一类人的筋膜天生比较松弛、柔软，另一类人的筋膜则较为结实、坚韧。正因为这些与生俱来的筋膜特征，这两类人当中的一些人容易出现不同的疼痛或疾病。这也造成了筋膜训练的局限：并非每项练习对所有筋膜类型的人的效果都一样。

这两类筋膜类型完全相反的极端人群分别为：

● 肌肉型人士——拥有坚韧的筋膜，体格强壮，肌肉发达、结实；

● 柔韧型人士——拥有松弛而柔软的筋膜，身材苗条、柔韧性强、动作敏捷。

这两种类型都很正常，出现的概率也几乎相当。不过，肌肉型人士以男性居多，柔韧型人士以女性居多，这与两性间的生理结构差异有关。

● 男性肌肉更多、更强壮，因此拥有更结实的筋膜。

● 与女性相比，男性的皮下脂肪组织排列得更紧密。

● 女性的筋膜结构相对松弛，因为女性怀孕和生产时骨盆必须扩大、韧带必须伸展开。

● 与男性相比，女性皮下组织中储存的脂肪更多，脂肪种类也不同于男性，这是女性为妊娠期和哺乳期储存能量的一种先天机制。

然而，也有些女性筋膜比较结实，属于肌肉型人士。同样，有很多男性舞者或者柔术男演员，他们的身体柔韧性很好。众所周知，在日常生活中，谁的身体柔韧性比较好，谁的身体比较僵硬，从他们儿时的表现就可以看出来。天生柔韧性好的小孩劈叉相对轻松，而柔韧性差的小孩勤加练习可能还远远比不上他们，甚至永远无法完成劈叉动作。绝大多数的芭蕾舞演员和体操运动员属于身体柔韧性好的类型，尽管他们也需要很大的肌肉力量。在男性中，肌肉型人士通常肌肉发达，常见于举重或摔跤等运动项目；柔韧性好的男性则常见于舞蹈、体操和杂技等运动项目。如果我们把柔韧度看作一把直尺上的刻度，那么肌肉型人士和柔韧型人士分别在直尺的两端，中间则是筋膜柔韧性适中的混合型人士。

筋膜类型不同的人有各自的困扰。

筋膜柔软的人更易肥胖和出现椎间盘突出的症状，这类女性在怀孕时也更容易出现橘皮组织和妊娠纹。筋膜组织相对结实的人，即我们所说的肌肉型人士，则更常受伤、导致阿基里斯腱断裂并且受伤后更易留下疤痕，而且容易罹患一种特殊的疾病：手掌纤维瘤病。患者手心的筋膜会出现不正常的增生，造成手掌皮肤向内收缩、形成突起，严重的话甚至会导致手指变形。这种结缔组织病变属于纤维瘤病的一种，虽然是良性的，但是会给人带来不适感。手掌纤维瘤病的成因是结缔组织功能紊乱，其中胶原蛋白的合成发生故障，导致负责伤口愈合的成纤维细胞过度活跃。在手掌纤维瘤病的患者中，男性的数量是女性的2～8倍。肌肉型人士的肩部也更易出现问题，即我们常说的肩周炎。此外，他们除了易患手掌纤维瘤病外，足部也容易出现结缔组织结节和硬化，这也就是医学上所说的跖部纤维瘤病。

由此可以看出，两种筋膜类型各有优缺点。

对于肌肉型人士和柔韧型人士这两种极端人群，在训练时调整练习方法是很有必要的。因此，第三章专门针对他们提出了一些训练建议。

现在你可以自测一下，确定自己的筋膜属于哪种类型。通过测试A可以判断你的筋膜是否属于柔韧型。如果你在测试中得分很低，请继续做测试B。

通过测试B中我们可以看到，很多人的筋膜属于混合型，即筋膜强度中等，局部有僵硬的情况。混合型人士的身体具有一定的柔韧性，一般不易出现脂肪堆积的现象，通过训练可以提高柔韧性，甚至能完成劈叉这种高难度动作。

柔术演员

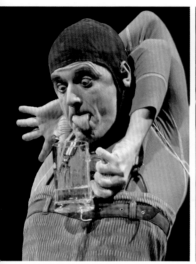

柔术兼喜剧演员巴托

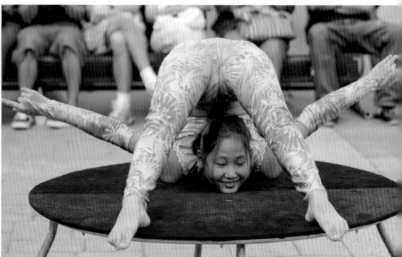

年轻的蒙古柔术演员安姆蓉从6岁开始练习柔术

柔术演员从小就开始锻炼身体的柔韧性，他们尤其注重扩大关节的活动范围，并且注重系统性地拉伸筋膜。

长年累月的训练使他们的身体柔韧性变得极强，身体可以做出各种高难度的拉伸动作。如今，在杂技表演中，柔术演员的演出仍让人叹为观止。柔术演员大部分都是女性，但也不乏男性。尽管柔术演员天生比普通人的柔韧性更好，但他们的筋膜是正常的，他们并未罹患结缔组织疾病，如马方综合征或者埃勒斯–当洛斯综合征。

筋膜类型测试

测试A：你属于柔韧型人士吗？

● 弯腰时，你可以保持两腿伸直，两只手掌完全放到地面上吗？（可以，得1分。）

● 你的手肘可以伸直并继续向前伸展吗？（单侧可以，得1分。最高2分。）

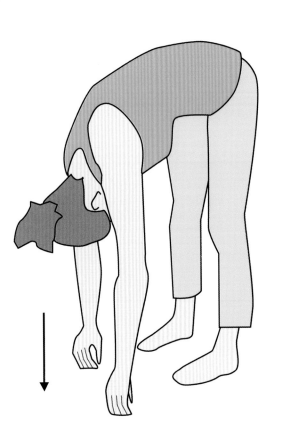

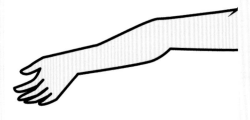

● 膝盖尽可能地伸展开时，你的腿会呈弧形吗？（单侧可以，得1分。最高2分。）

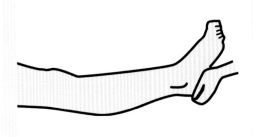

● 大拇指可以向后碰到前臂吗？（单侧可以，得1分。最高2分。）

评估结果：

最高分为9分。

得分6分及6分以上者属于柔韧型人士，筋膜较柔软。

得分低于6分者，最后两题得分若低于2分，请继续做测试B。

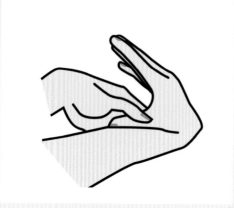

● 小拇指向后扳，角度可以超过90°吗？（单侧可以，得1分。最高2分。）

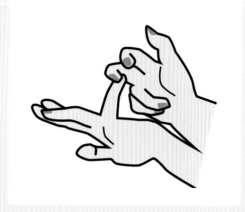

测试B：你属于肌肉型人士吗？

● 双手背到身后，尽可能地缩小两手的距离；无论右手在上还是在下，两手的间距超过手长的1.5倍，得1分。

● 坐在没有扶手的椅子上，骨盆和双腿保持不动，尽可能地向左右两边转动头部和整个上半身；若转动角度小于90°，得1分。

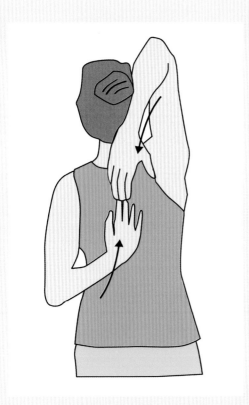

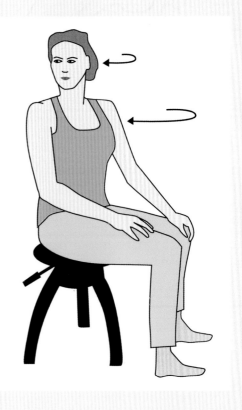

● 挺直身体坐在椅子上，一手放在小腹上，大拇指抵住肚脐，另一只手放在锁骨上。小腹保持不动，尽量将头部向上伸展，当然也可以将整个上半身向上伸展。若伸展长度不超过手长，得1分。

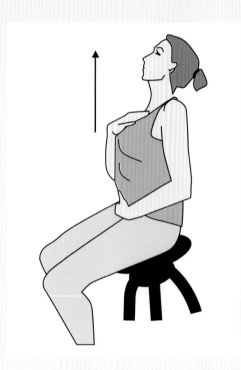

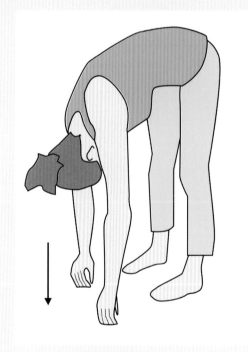

● 两脚分开站好，两腿伸直，弯腰，看手指能否碰到地面。若指尖与地面的距离大于手长，得1分。

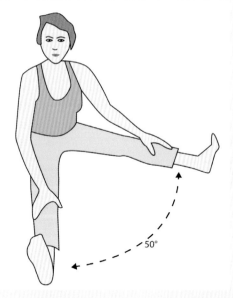

现在，请根据你的年龄和性别减去分数。

35岁以上男性，扣2分。

35岁以下（包括35岁）男性，扣1分。

35岁以上女性，扣1分。

35岁以下（包括35岁）女性，不扣分。

评估结果：

得分5～9分者明显属于肌肉型人士。

得分3～4分者身体柔韧性有限，虽然接近肌肉型人士，但并未遗传到壮硕的身材，身体柔韧性受训练情况、生活习惯和遗传因素的影响。

得分1～2分者并不属于典型的肌肉型人士，仅局部出现僵硬的情况，身体柔韧性正常。

● 双腿张开坐在地上，若双腿张开角度小于50°，得1分。

● 坐在椅子上，抬起一条腿，同时弯曲身体，让额头与膝盖接触。若额头无法碰到左右两侧的膝盖，得1分。

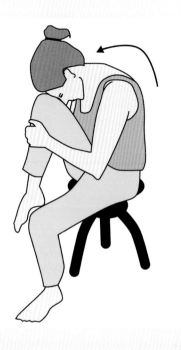

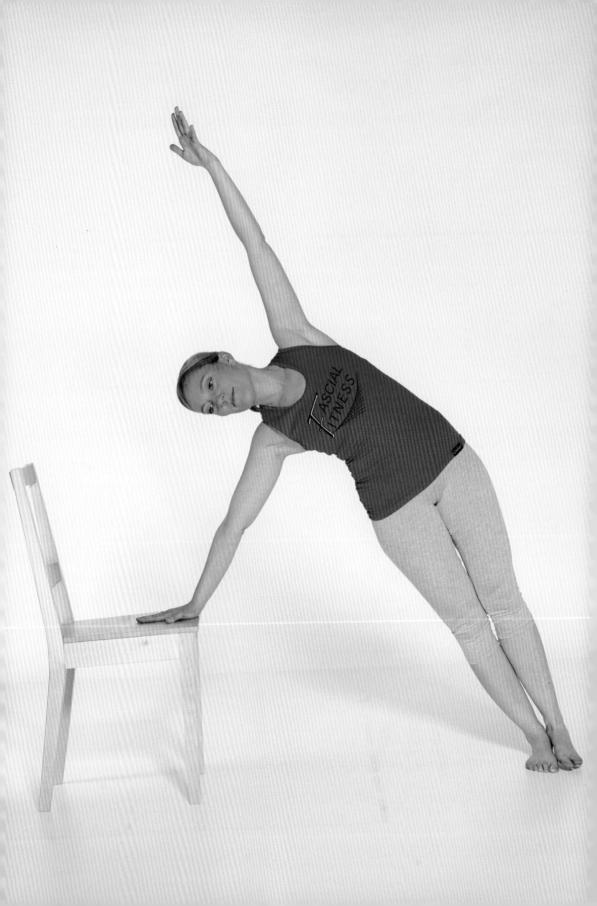

第三章

筋膜训练实践

终于到了练习部分。在学习完长篇大论后，是时候将理论运用到实践中去了。我们的筋膜训练内容可以分为以下几个部分。

- 基础训练
- 改善问题部位：背部、颈部、手臂、臀部和足部练习
- 改善上班族的问题部位：颈部、手臂和肩部练习
- 适合肌肉型人士和柔韧型人士的练习
- 男性和女性的训练重点
- 给运动员的训练建议
- 日常生活中的筋膜训练：有创意的运动！

- 适合年长者的练习

这些练习是我们在筋膜训练师丹妮拉·迈因尔和马库斯·罗斯曼的帮助下整理、成文和拍照的。你在文中的插图里可以看到这两位的身影。所有的练习都出自筋膜健身协会的训练课程。

基础训练包括六项练习，这些练习能刺激人体所有重要的筋膜经线，而且简单易学。你可以每周练习两次，每次只要10分钟左右。正因为所需的时间短，你也可以把这些练习纳入你现有的训练计划或者作为热身练习。其他的筋膜练习你可以根据个人喜好或者自身存在的问题自由组合并完成。

重要的是，你要把身体中的筋膜网络看成一个系统，而不能只针对这个系统

中的一个部分或者单独的一个身体部位来锻炼。事实上，所有的练习动作都会通过筋膜的张力网络对整个筋膜系统产生影响。如果体内某处筋膜出现问题或者处于紧绷或粘连的状态，就会影响到其他部位的筋膜。

然而，我们也介绍了一些针对身体不同问题部位的练习，建议练习者把这些练习当作整个筋膜训练的一个组成部分，并以基础训练为根基，为整个筋膜训练打下坚实的基础。如果你一周完成两次基础训练，再选择一些其他练习作为拓展练习，就可以全面地锻炼整个筋膜系统，达到最佳的训练效果。

训练必备器具

训练开始前，你需要准备一些简单的器具，这些器具几乎都是我们在日常生活中唾手可得的物品：椅子、网球、小哑铃或者装满水的小塑料瓶，等等。

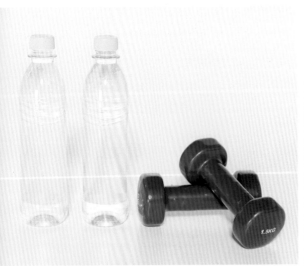

训练中，可以用装满500毫升自来水的小水瓶代替哑铃

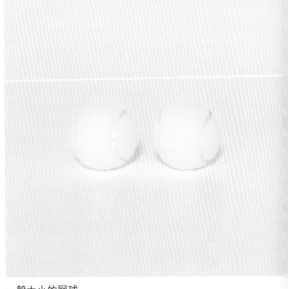

一般大小的网球

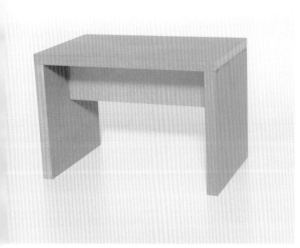

有些练习要用到一张又小又稳、高20～30厘米的凳子。如果没有，可以用楼梯的台阶代替

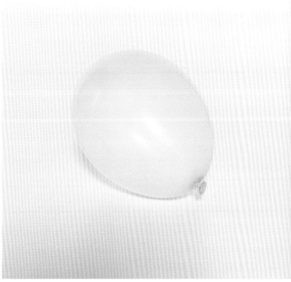

吹好气的气球

在体育用品商店里可以买到哑铃、负重护腕以及筋膜训练专用泡沫轴和按摩球。几乎所有的练习都可以借助日常用品完成，初学者无须添置什么装备。唯一要额外准备的是一种训练专用的泡沫轴，你可以在体育用品商店里买到。我们建议每人购置一个用于筋膜训练。

我们很难找到其他物品来代替泡沫轴，因为装满水的大塑料瓶太软，一般的球太高太圆，其他类型的训练滚轴对初学者来说又太硬。至于游泳用泡沫条或者体操用滚轴则太软了，并不适合筋膜训练。在体育用品商店里，你可以看到各式各样的专用泡沫轴。筋膜训练所用的主要是硬泡沫轴，它又称筋膜泡沫轴或者普拉提泡沫轴。你可以选择泡沫轴的硬度，初学者最好选择中等硬度的。你可以在商店里试用一下，比如将泡沫轴放在小腿肚下来回滚压，看看哪种类型和硬度的最适合你。试用时，要把全身的重量压在泡沫轴上，

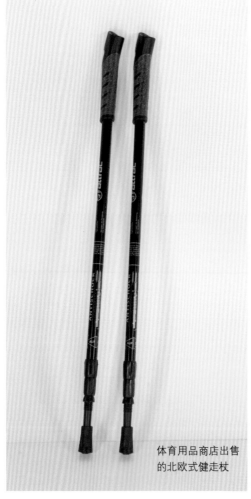

体育用品商店出售
的北欧式健走杖

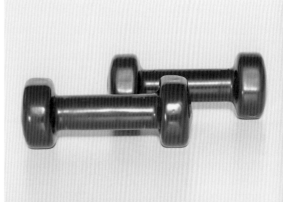

重500～1500克的小哑铃

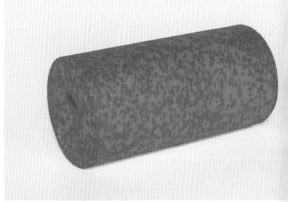

舒缓版泡沫轴（硬度中等）

看看是否感觉舒适。合适的泡沫轴应该会让你像做力道适中的按摩那样产生一种舒适的酸麻感，但不会造成尖锐的刺痛。经过几个回合的呼吸之后，如果你感觉全身很放松，恢复了活力，那就表示你找到了硬度适中的泡沫轴。

如果你要持续而有规律地进行筋膜训练，还可以在体育用品商店里购买以下装备，让你训练起来更加得心应手。

服装与鞋子

你可以像做一般的运动或瑜伽那样

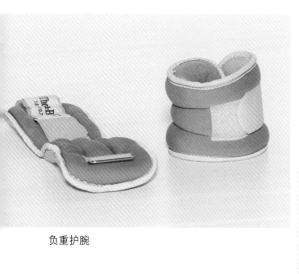

负重护腕

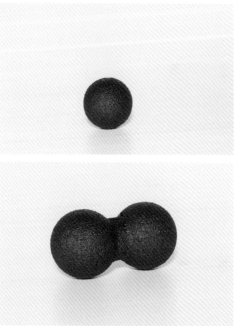

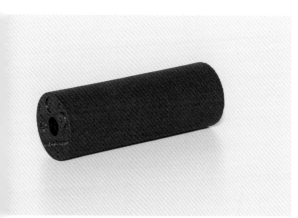

筋膜泡沫轴和不同规格的按摩球

穿着T恤衫、运动裤或者紧身裤。服装的材质应有弹性、舒适且吸汗。训练时无须穿鞋，请赤脚练习。在室外练习时，若环境许可，也尽量赤脚，这能提高你的感知能力。

很多练习你甚至可以穿着西服或者正装在办公室里做。当然，如果你要在地板上做滚压练习，那肯定不适合穿这样的衣服，因为泡沫轴会让衣服起球。因此，在工作间隙你可以选择其他练习。准备一张薄薄的瑜伽垫可以方便你练习，但它不是必需的。

练习前的注意事项

● 病人和年长者要特别谨慎：每个人都可以锻炼筋膜，但年长者、慢性病患者（如患有风湿病、炎症或者行动不便的人）以及刚做完手术或者有严重伤口的病人在练习前应向医生咨询。

● 儿童必须在成年人的陪同下练习：不要让儿童独自进行筋膜训练，尤其是需要使用泡沫轴的练习。6岁以下的儿童不适合进行筋膜训练。

● 安全第一：练习前一定要热身。尤其是在做弹振练习前，更是要热身，让身体具有敏锐的感知能力，否则很容易拉伤。如果你自己安排练习项目，不要以弹振练习开始，而要先做一些热身练习，尤其是感知练习和再生练习。这些练习能刺激你的感受器，让你更清楚自己身体的极限在哪里。无论如何都要做好热身，再逐渐增高训练强度。

● 在筋膜训练中，少即是多。不要过度拉伸你的筋膜。筋膜训练不像肌肉训练，勉强自己超越身体的极限对筋膜毫无益处。最好制定个人筋膜训练计划，持续而有规律地练习。筋膜发生变化的过程非常缓慢，但是变化一旦发生，就会产生持久的影响。此外，在做弹振练习时，练习次数不求多，中间要留足休息时间。刚开始练习时，每项弹跳或者摆动练习重复3~5次即可，然后短暂休息一下，再开始下一轮的练习，这样可以给身体组织足够的时间恢复。

● 专注地练习：练习时要集中精力，注意观察自己的动作是否轻盈、流畅。锻炼身体的感知能力，在练习过程中不要分心，不要边看电视边练习。

● 有规律地练习：很多人在第一次练习时就能感到明显的效果。坚持每周练习两次，几个月后筋膜结构就会获得改善，你会变得更加灵活和敏捷。坚持训练两年后，你的整个筋膜网络将重新相互连接、焕发活力。

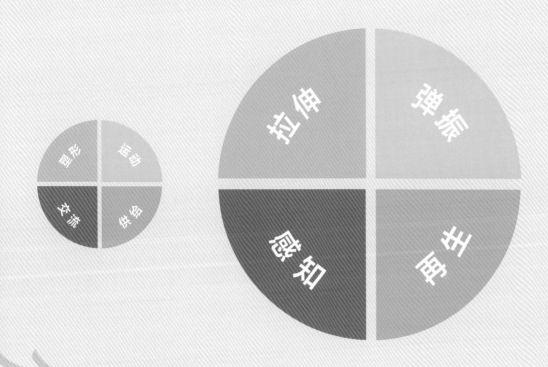

筋膜训练的四个层面

前一章介绍了筋膜训练的四个层面，以及由这四个层面构成的圆形图表。筋膜训练的每项练习中都有这个圆形图表，图表中显示的颜色代表此练习的类型，这可以帮助你将所有练习分类。如果你自己安排训练计划，就要让自己的练习项目完整地涵盖这四个层面。不同担心，只要参照这个图表，你就可以轻轻松松地挑选出不同类型的练习来互相搭配，打造出属于你自己的训练计划。

筋膜训练的四个层面与第二章所介绍的筋膜四大基本功能相呼应。

筋膜练习的类型：

拉伸 + 弹振 + 再生 + 感知

筋膜的基本功能：

塑形 + 运动 + 供给 + 交流

如果你的筋膜训练能够完整地涵盖上述四个层面，筋膜的四大基本功能就能有效地发挥，给你的筋膜网络最佳的保养与维护。

基础训练

基础训练是所有人都可以完成的日常练习。它尤其适合初学者，甚至是刚刚接触体育运动的人和缺乏锻炼的人。这套完整的练习可以锻炼到好几条贯穿你全身的重要的筋膜经线。

针对基础训练的一些建议

- 每周训练1~2次，每次10分钟，基础训练至少要达到这样的训练时长。当然，你也可以增加训练次数和时长，根据自身需要每周练习3~4次。但你要注意的是，针对同一身体部位的弹振练习一周最多只能做2次，2次练习之间应间隔2~3天。你可以根据自身需要增加其他训练项目的次数。每周至少要保证休息一天，让筋膜有足够的时间恢复。

- 基础训练无须花费太长时间，比如你可以在早上工作前练习。你也可以把基础训练并入健身计划中，甚至在工作间隙练习。基础训练也可以作为热身练习，在你跑步或者做喜爱的运动之前做。

- 先进行简单的热身，接着做活动筋骨的练习和足部练习，最后以颈部练习和弹跳练习结束。

- 你应该始终按照这个顺序完成基础训练的相关练习来达到热身的目的，这能让你在训练时避免扭伤和其他损伤。

基础训练的相关练习

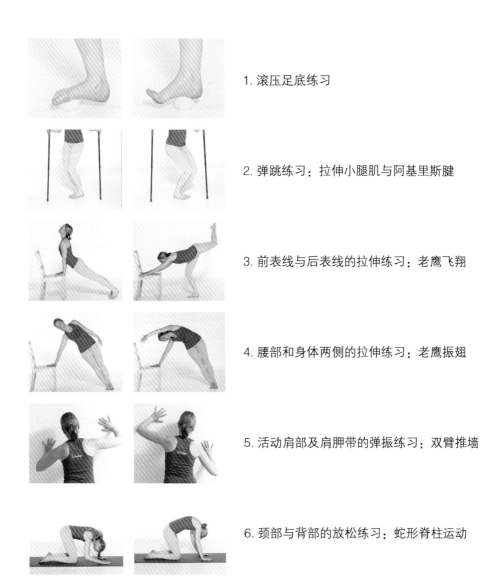

1. 滚压足底练习

2. 弹跳练习：拉伸小腿肌与阿基里斯腱

3. 前表线与后表线的拉伸练习：老鹰飞翔

4. 腰部和身体两侧的拉伸练习：老鹰振翅

5. 活动肩部及肩胛带的弹振练习：双臂推墙

6. 颈部与背部的放松练习：蛇形脊柱运动

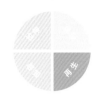

1. 滚压足底练习

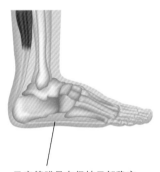

足底筋膜具有保持足部稳定的功能

我们以恢复筋膜活力的练习作为基础训练的开始：把网球踩在脚底来回滚动，按摩足底的大片筋膜，也就是足底筋膜。

滚压足底练习能让足底筋膜重新充满水分，刺激人体中不同的机械刺激感受器。它是训练初期的理想训练项目，也可以作为其他运动项目的热身练习。

足底筋膜位于脚掌底部，由足跟一直延伸到脚趾，是人体中最厚的筋膜之一。

这片厚厚的筋膜必须有弹性，否则会产生一些功能紊乱的问题，比如发炎或者令人极为疼痛的足跟骨刺。在理想的状况下，跟下脂肪垫至少要能向前滑动，这样才能把阿基里斯腱受到的力传递到足底筋膜，反之亦然。滚压足底练习能增强跟下脂肪垫的灵活性，并且促进筋膜内的新陈代谢。它的影响甚至能往上延伸到背部筋膜，很多人在练习后都发现他们能更轻松地弯腰，并且弯腰的幅度更大——试试看吧。

动作分解

❶ 赤脚站好，一只脚往前迈出一小步。将一个网球踩在前脚的脚底，即脚趾后方的位置。

❷ 将身体的重心从后脚逐渐转移到前脚，再转移到网球上。慢慢向网球施加压力，力度要以脚底感觉舒适为原则。这时，你可能感到一种舒适的压痛感。这种感觉是正常的，压痛点就是筋膜粘连的地方。你可以让网球在此处停留久一点儿，并且微微地来回滚动，以放松此处的筋膜。

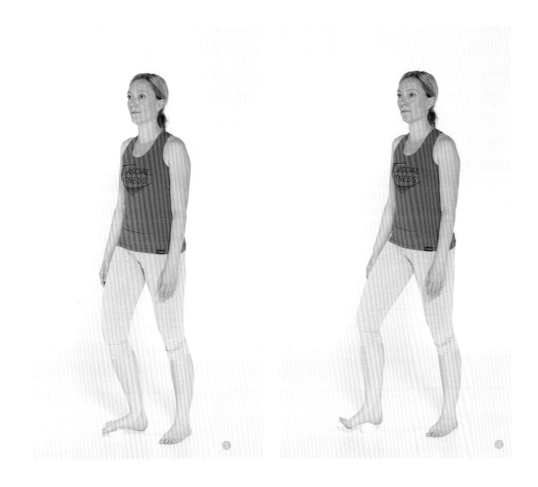

③ - ⑤ 以较慢的速度向前移动前脚，让网球从脚趾向脚跟方向滚动。在这个过程中，你要持续地给网球施加一定的力，让脚掌尽量把网球包起来，再向不同的方向滚动网球，这样能让整个脚底的筋膜恢复活力。

一只脚练习完毕后换另一只脚练习，两脚各练习2分钟左右。

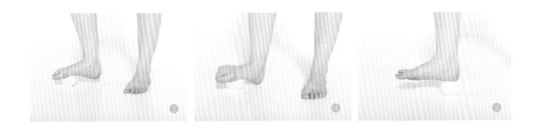

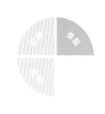

2. 弹跳练习：拉伸小腿肌与
阿基里斯腱

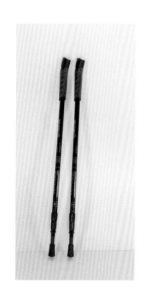

你可以选择手杖作为这项弹跳练习的支撑工具。当然，不用支撑工具也能完成练习。如果你想用，使用普通的健走杖即可。

弹跳练习首先能锻炼阿基里斯腱，它是对人的行走和奔跑而言最重要的肌腱，因此，阿基里斯腱的抗撕裂能力和弹性必须强。如果训练不当，再加上阿基里斯腱的营养供给不够充分，阿基里斯腱就会出问题，严重的话甚至会断裂。

小腿后侧肌肉的腱膜也在人的行走和奔跑过程中发挥重要作用。它是阿基里斯腱的延伸，向上一直延伸到膝盖下方。

西方的成年人无法再像孩子那样轻松地蹲坐在地上，通常是因为阿基里斯腱和小腿后侧肌肉的腱膜过短。这与世界各地的文化风俗有关，有些地区的人在日常生活中除了坐以外常常喜欢蹲，而习惯蹲姿的人长大后，这两条重要的肌腱仍然可以保持良好的弹性。

当然，训练对阿基里斯腱的影响不是一蹴而就的，筋膜需要数月的时间来进行重建和修复。因此，你可以经常做一些弹跳练习或偶尔赤脚跑步，或者穿着模拟赤脚状态设计的赤足跑鞋行走或慢跑，这些都可以帮助你

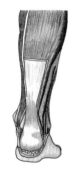

阿基里斯腱与小腿
后侧肌肉的腱膜

修复足部和小腿后侧的腱膜。然而，你也不要忘记，筋膜的修复需要比较长的时间。

动作分解

预备练习：赤脚做几次原地踏步，保持专注，脚跟着地时稍稍向地板施加压力。接着做几次踮脚跟的动作，速度可以稍微加快，同时注意脚跟的施力方向，力量应该向下直接作用在地板上。

❶ - ❷ 首先做弹跳动作：用手杖支撑身体，轻轻向上跳。落地时尽可能地不发出声响。尽量避免整个脚掌直接压到地面上或者脚跟落地时发出极大的声响。落地发出的声音越小，练习的效果就越好。

如果在跳跃时你感觉很轻松，可以像皮球一样轻轻落下弹起，就说明你的筋膜非常有活力。重复练习3～5次后，短暂休息一下。休息时，你可以左右活动一下脚跟或者原地踏步，再开始下一组练习。休息很重要，能让身体组织有一小段时间恢复，而且能让运动中从筋膜中挤压出去的水分再度流回筋膜内。

❸ - ❹ 拓展练习：朝身体两侧来回跳跃，或者脚尖轮流向内、向外转并做跳跃动作。等你熟练掌握这些动作后，练习时就不需要用手杖来支撑了。始终要注意的一点是，在跳跃过程中，尽量不发出声响。经过长期训练，你会感觉你可以通过脚尖和前脚掌去支撑落地时身体的重量。

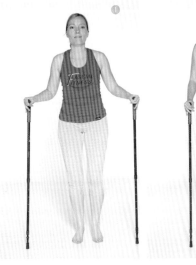

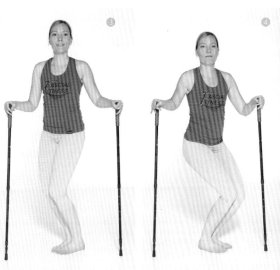

3. 前表线与后表线的拉伸练习：老鹰飞翔

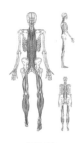
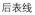
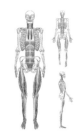

后表线　　　　　　前表线

这项练习能帮助你拉伸大腿后侧、臀部、背部以及整个前表面的筋膜，即刺激人体前后的两条筋膜经线。

经常坐着不动的人，其从背部往下延伸至腿部的筋膜通常过短。要想知道自己是否有筋膜过短的问题，你可以做一个简单的测试：站立，在腿不弯曲的前提下，向前弯腰，你的指尖能够摸到地板吗？如果不能，那就说明你大腿后侧的筋膜可能过短。由于从大腿到骶骨的筋膜与背部的筋膜相连，大腿后侧筋膜过短会影响下背部，导致背部疼痛和髋关节僵硬。

动作分解

❶ 站在窗台前或者一张稳固的椅子前，双腿张开与臀部同宽。向后退1米，双手伸直放在窗台或椅面上，身体重心落在双脚脚掌，双手只要放松地平放就好。

❷ 坐骨向后移，微微弯曲一侧的腿，另一侧的手臂尽可能地向前伸，同时，这一侧的坐骨尽量向后移。

❸ 换另一侧练习。尽可能多地变换角度完成上述练习，拉伸和舒展身体背面。

❹ 拉伸前表线。弯曲手肘，挺直背部，将之前位于脚部的重心慢慢向前移，同时上半身慢慢朝窗台或椅面方向靠近，伸直手臂，将上半身推起，使身体完全伸展开。在练习过程中注意收缩下腹部，否则腹部器官的重量会使腰椎向内凹，造成脊柱过度前凸。同时，肩胛骨两端朝骨盆方向下压，使肩膀和耳朵之间的距离加大。

❺-❻ 背部拱起，完成一个弧线运动后回到起始姿势。

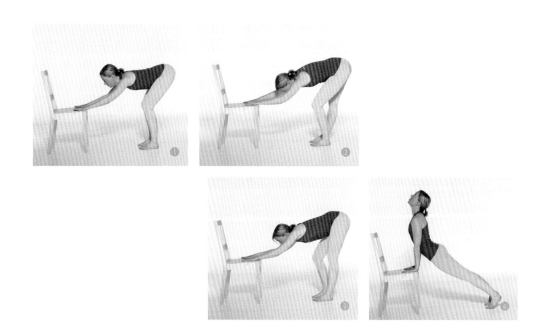

❼-❽ 拓展动作：伸直背部，然后像猫一样高高地弓起背部，继而向后高高抬起一条腿，朝不同方向做屈膝及伸直腿的动作。

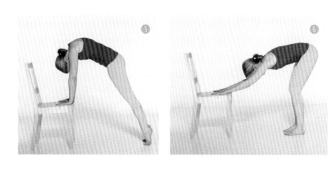

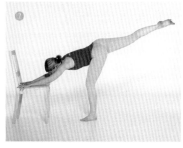

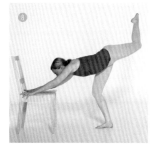

4. 腰部和身体两侧的拉伸练习：老鹰振翅

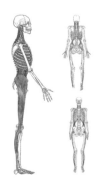

体侧线能够从侧面保持
人体的稳定

很多人在日常生活中习惯久坐，这会使臀部、大腿以及身体核心区域缺乏锻炼。以下练习能帮助你拉伸这些部位，同时刺激身体两侧的筋膜，即体侧线。

动作分解

❶ 把一张稳固的椅子或者凳子靠墙放好，防止它滑动。侧身单手撑在椅子上，身体朝椅子倾斜，双腿伸直，尽可能地把整个身体伸展开。注意，腰部不要下沉，下半身应成一条直线。

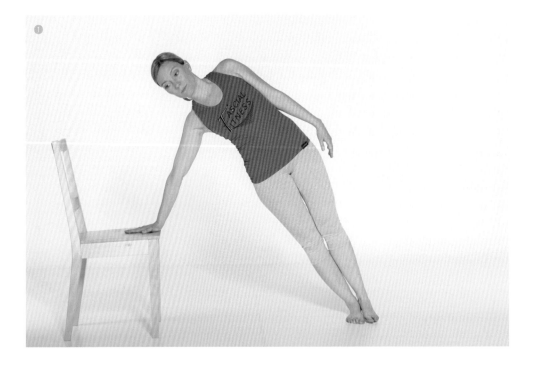

❷ 另一只手臂举过头顶，让整个身体的侧面绷紧、伸展。

❸ - ❹ 拓展练习：改变上方手臂的位置，尝试向不同角度和方向伸展。身体和手臂一起向下弯，或者身体向后伸展。你可以多尝试不同的姿势。

练习时要注意的是，不要让腰部下沉，随时调整和纠正自己的姿势。一组动作完成后，慢慢直起身体，然后换边练习。

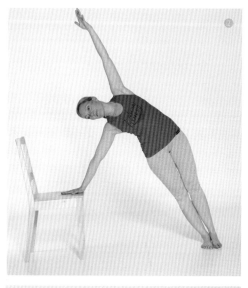

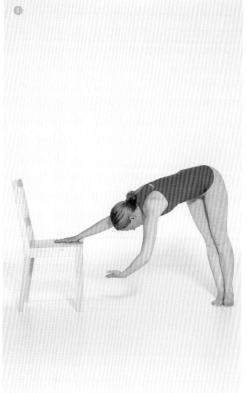

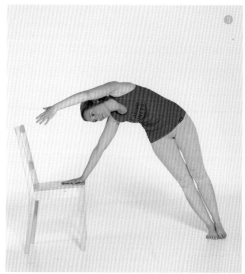

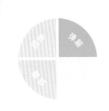

5. 活动肩部及肩胛带的弹振练习：双臂推墙

在办公室久坐的人通常都有肩部酸痛的问题，这是因为人的身体结构并不适合长时间保持同一个姿势，久坐不动会使肌肉紧绷、僵硬。我们的肩部有非常厚实的筋膜，它们不仅与胸部肌肉相连，还与背部到手臂的肌肉相连，一路往下连接到骨盆。这样的身体结构是为了让人类的祖先能在树林中荡来荡去而"量身打造"的。身体的某个部位长期承受过大的压力，自然容易僵硬和紧绷，特别是伏案工作的姿势违反了人体工学，更容易导致身体僵硬和紧绷。

此外，肩关节的筋膜也容易粘连，这除了让人感到疼痛，严重时还可能导致肩关节活动困难，这就是我们常说的肩周炎或"凝肩"。相反，如果你经常活动肩部，就不容易患这种疾病。

我们在这里要介绍的练习很简单，只要有墙就可以练习，而且很适合你在工作间隙活动一下。更棒的是，这项练习能同时锻炼你的肩胛带、腹部和背部。

动作分解

❶ - ❷ 面朝墙壁直立，与墙保持0.5 ~ 1米的距离。刚开始练习时，你可以站在离墙近一些的地方，等熟练之后，你再慢慢扩大与墙之间的距离。要注意的是，这个距离要适中，既让你的身体可以前倾，也让你可以用手撑住身体的重量。开始前，两手用力互相摩擦几次，"唤醒"手部的感受器。接下来，将手掌贴在墙面上，停留片刻，感受一下手心与墙接触的感觉。然后身体前倾，将重心放在双手上。接着，两手用力推墙，这个动作可以刺激肩胛带的筋膜。然后从墙面松开双手，身体朝墙壁落下，双手再度爆发性地推墙，使身体远离墙壁。

做这个动作时，身体要有像皮球弹起的感觉：当你把身体推离墙壁时，不用刻意用力，而要轻柔，好像墙壁是一张蹦床一样，让你可以在上面轻松跳跃。如果你感觉

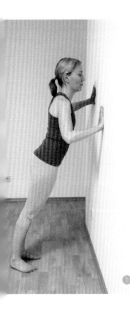
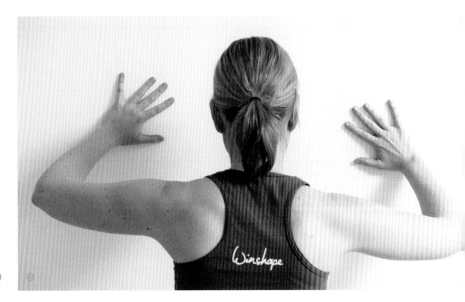

像在墙面做俯卧撑一样费力，那就说明你用力过猛了。不要过度使用肌肉的力量，而要利用筋膜的弹性来做这个动作。你可以站在离墙壁近一些的地方，试着找到轻松弹起身体以及让筋膜充满活力、收放自如的节奏。

此外，在练习时要收紧下腹部，从而稳定身体的核心区域，避免腰椎向前凸。

❸ - ❹ 重复练习6~7次，然后做拓展练习：改变双手撑在墙上的位置，轮流向左右两侧倾斜。

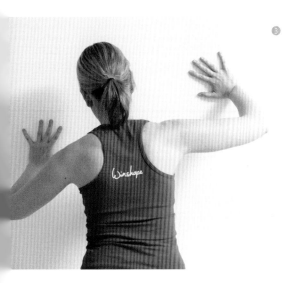
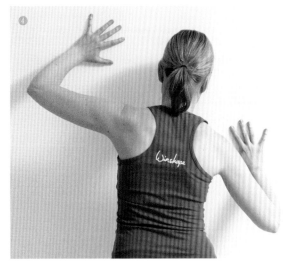

6. 颈部与背部的放松练习：蛇形脊柱练习

颈部疼痛很常见，而且经常伴随着头痛一起出现。这并不是偶然的，因为人体颈部的筋膜从身体背面一直延伸到头部，再延伸到眉毛。因为颈部必须灵活，这样人才能自如地转动头部，所以颈部的筋膜非常柔软，与位于它下方的肩部筋膜完全不同。对颈部筋膜而言，强化训练和提高灵活度的训练必须双管齐下。另外，在进行任何一项颈部练习时，动作都要轻缓。

动作分解

① 跪在地面或垫子上，手掌撑地，双膝分开与臀部同宽，双手分开与肩部同宽。

② 脊柱开始缓慢地拱起和凹下，像蛇一样呈波浪状扭动。先把胸骨往上抬，背部拱起，然后胸骨朝地面方向沉。在这个过程中，腰椎保持不动，尾椎尽量伸展。动作要流畅，同时，你应该有舒适的感觉。

③ – ⑤ 然后，身体朝两侧来回摆动，并且慢慢加大摆动的幅度，再按8字形摆动或者画圆圈。

⑥ – ⑧ 变换动作的方向和幅度，整个练习要持续几分钟的时间。快要结束时，逐渐减小动作的幅度，慢慢直起身体，感受一下练习给身体带来的变化。

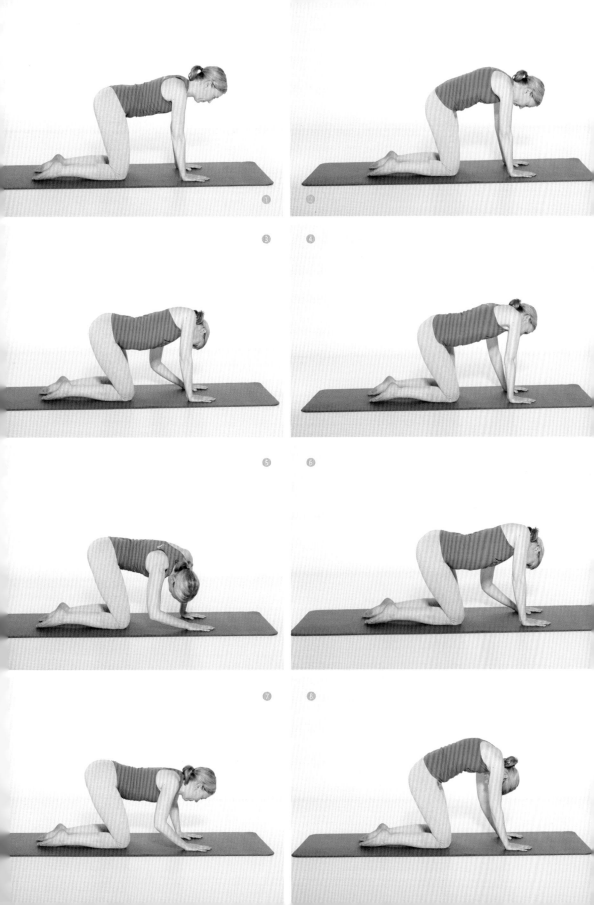

改善问题部位：背部、颈部、手臂、臀部和足部练习

以下这些练习项目针对的是身体的一些问题部位或者在某些情况下产生的问题。不过，你在训练时要始终提醒自己，筋膜是一个整体的网络系统，筋膜训练必须是全方位的训练。你可以把下面这几组练习或者其中的个别动作纳入你的常规基础训练中，这样就可以全方位地锻炼全身的筋膜了。

改善问题部位的练习

1. 背部简易操
2. 改善上班族的问题部位：颈部、手臂和肩部练习
3. 臀周练习
4. 足部练习与步行练习

背部简易操

背部简易操包括5项小练习，这些练习旨在从4个层面对腰部筋膜进行全面的锻炼。这套简易操能够让我们免受背痛的困扰，也很适合久坐或者久站的人。

你可以一周练习2~3次，或者把这些动作纳入你的日常训练。但请你一定严格按照下面的顺序练习，至少在前几次练习的时候这样做。

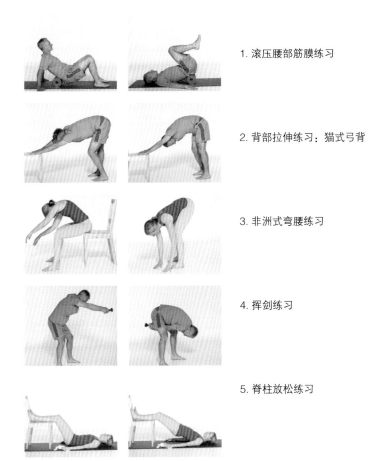

1. 滚压腰部筋膜练习

2. 背部拉伸练习：猫式弓背

3. 非洲式弯腰练习

4. 挥剑练习

5. 脊柱放松练习

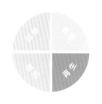

1.滚压腰部筋膜练习

我们以滚压练习作为开始，这项练习能刺激筋膜、促进组织内的液体交换，从而起到修复筋膜损伤、促进筋膜再生的目的。在这里，我们需要使用泡沫轴（第100页）。如果你打算经常做背部筋膜练习，购置一个泡沫轴是很值得的。另外，做大腿和小腿的筋膜练习时，泡沫轴也能派上用场。

动作分解

❶ 以自己感到舒适的姿势坐在垫子上或者地上，双臂置于身体后方支撑上半身。然后，抬起骨盆，将泡沫轴横放在腰椎下方。

❷ 双手交叉置于头后方，朝胸部方向滚动泡沫轴，再将泡沫轴向下滚回腰部。

❸ 伸直双臂，将肩胛带打开，用非常缓慢的速度来回滚动泡沫轴。

❹ 双腿抬高，把泡沫轴放在下背部（腰部）。做动作时要专注，并且要放慢速度。双手平放于身体两侧的地板上。注意，背部应当略呈弧形，不要让靠着泡沫轴的那部分脊柱过于前凸。

❺ – ❻ 以做慢动作般的速度调整角度：改变身体与泡沫轴接触的位置，前后左右来回滚动泡沫轴。这样可以充分滚压整个背部筋膜。

滚压到压痛点时，要注意调整滚压的力度，以感觉酸麻、舒适为宜，就像在做背部按摩一样。绝不能用力过猛，让身体感到剧烈的刺痛。

如果你觉得平躺着做背部滚压练习很困难，可以先采取站姿，用双脚来支撑身体的重量，背靠墙壁完成练习，这样有助于你更好地控制滚压的力度。

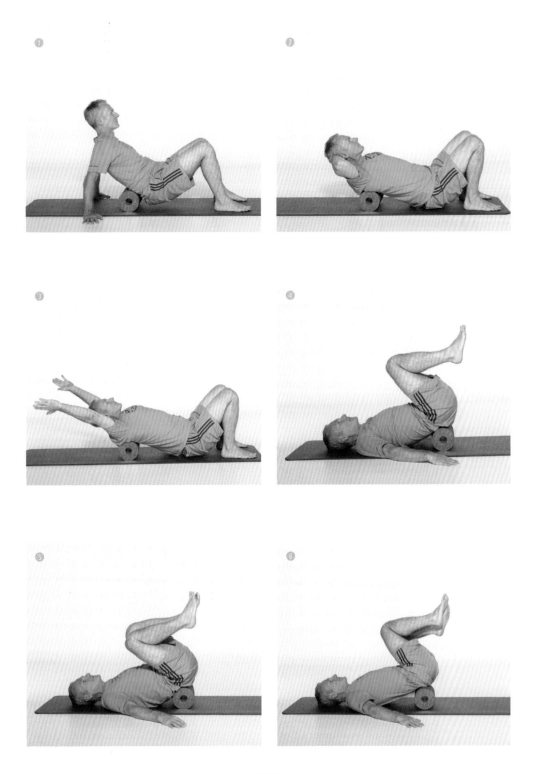

2. 背部拉伸练习：猫式弓背

动作分解

❶ 将一张椅子椅背紧靠墙壁放好。往后退大约1米，双臂伸直放在椅面上。你也可以用窗台代替椅子。把重心放在双脚上，双手只要放松地放在椅面上即可。

双脚分开与臀部同宽，双臂伸直，髋关节位于脚跟正上方。慢慢屈膝，将尾骨向后上方抬，仿佛猫在伸懒腰时把臀部翘得高高的一般。

❷ 将右侧的坐骨结节向后上方抬。右腿伸直，重心落到左脚上。同时右手伸直，手指在椅面上尽可能地向前伸。

在练习过程中，你右侧的身体应该有剧烈拉伸的感觉。放松一下，换边练习。

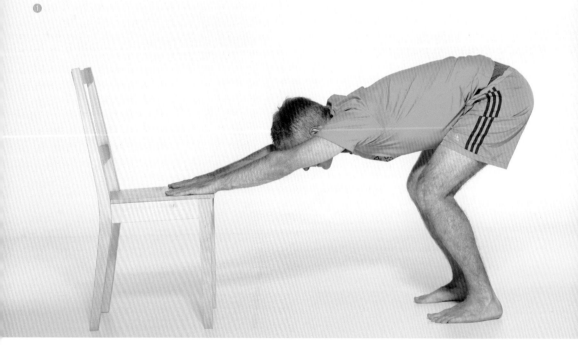

❸ 将从背部往下至骶部的部分拱成弧形，这个动作可以拉伸腰部的浅层筋膜。然后把背部伸直，再重复上述练习，从而拉伸腰部更深层的筋膜。注意收紧下腹部，否则腹部器官的重量会导致腰椎向下，造成脊柱过度前凸。

这个动作还能拉伸大腿后侧的筋膜。如果你还想提高练习的难度，可以尝试不扶椅子，站着完成练习。

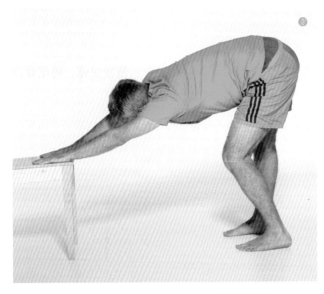

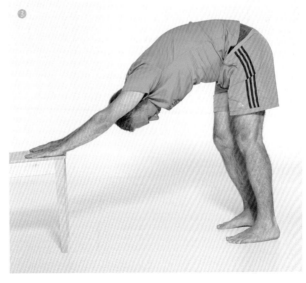

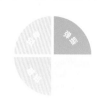

3. 非洲式弯腰练习

　　背部筋膜除了担负传递力量、稳固肌肉群的任务之外，在人行走的过程中还像大型弹簧一样，发挥弹簧的机械性能。因此，我们可以尝试通过背部的弹振练习来锻炼背部筋膜，让它能够储存更大的弹性能量，从而消除背痛。这个练习模仿的是非洲一些地区的人们摆动背部的方式。研究人员在那些地区观察到，当人们弯着腰耕地或者除草时，会用这样的方式摆动背部；这种独特的弯腰姿势能充分利用筋膜所储存的能量，是一种非常自然的并且能保护自己免于受伤的姿势。

动作分解

　　❶ 准备一张稳固的椅子，坐在椅子前沿，挺直身体，两脚分开稍比臀部宽。

　　❷ 下巴朝胸部缩，脊柱一节一节地向下弯，直到指尖能触碰地面。注意，膝盖要保持在脚尖上方。

　　❸ – ❹ 试着把身体往下弯得更深一些，使筋膜得到充分拉伸。然后放松身体，让腰部筋膜回弹、恢复原状。

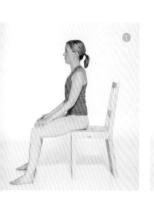
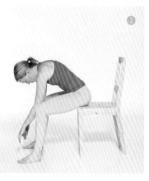
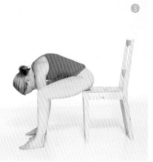
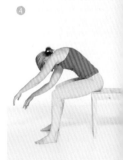

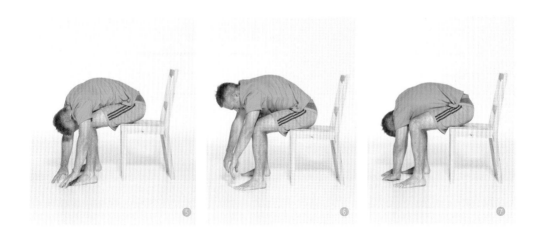

在练习时试着找到适合自己的节奏，按照这个节奏练习，你的动作就会变得毫不费力。你应该会有下背部像皮球般弹跳的感觉。

⑤－⑦ 前后左右小幅度地摆动手臂和下背部。做这个动作时，身体要像在拔草一样有活力地来回摆动。

⑧－⑪ 拓展练习：如果你有把握，可以采用站姿来做。一开始半弯着腰练习，之后把上半身弯得更深些。练习时膝盖微微弯曲，不要打直。

做这个动作时，有些人的背天生能伸得很直⑨，有些人的背则会拱成弧形，这与个人的身体柔韧性有关。不过，背部伸直与否并不是这个动作的重点，它要求的是动作有弹性。

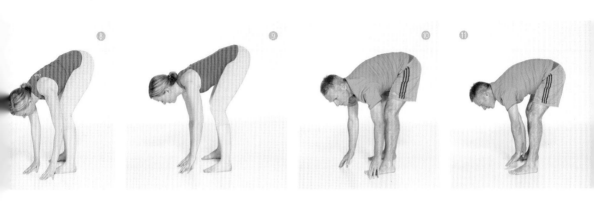

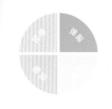

4. 挥剑练习

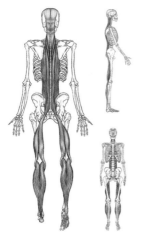

后表线

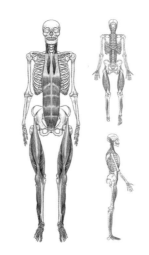

前表线

这个练习不仅能锻炼人的腰部筋膜，还能强化前表线和后表线。这两条长长的筋膜经线对增加背部力量和维持背部稳定意义重大。

挥剑练习能让身体充分活跃起来，而且动作幅度非常大，所以一定要充分热身以后才可以开始练习。如果你背痛或者脊柱状况不稳定，如有椎间盘突出的问题，在练习初期就要特别小心。

你应该先试着摆动身体一两次，感觉下背部是否稳定。如果你感觉练习时下背部不稳定，或者无法确定练习是否会对你造成伤害，请跳过这项练习，不要勉强。

❶ 双手握住一个重1.5千克的小哑铃，如果没有哑铃，可以用装满水的水瓶代替。把哑铃举到头后方。

首先，上半身像蛇一样慢慢前后摆动，这样可以拉伸躯干的筋膜，同时还会产生一股推力，这股推力有助于做接下来的动作。摆动时，你的身体要由腹部到胸部一起摆动，胸椎也要跟着一起摆动。重复练习5~6次，每次都要把哑铃举到头后方。

❷-❹ 身体从胸骨开始迅速向前推，同时带动上半身向前弯，双手做出向前抛东西的动作，从两腿中间向后伸，紧接着往回高高举过头顶。摆动时双臂要自然伸直。

重复把哑铃由头顶摆到最下方再举回头顶，连续做6~7次。然后，稍微改变一下，往上摆动双臂时经过身侧向左上方和右上方举起，两边总共做至少20次。在向上摆动拉伸手臂的过程中，注意腰椎不要过度向前凸，否则会使下背部负荷过重。在练习过程中，你应该注意观察，在放松腹部的情况下，如果你的下背部容易过度伸展，就要特别小心，在拉伸下背部时要稍微收紧下腹部和下背部。

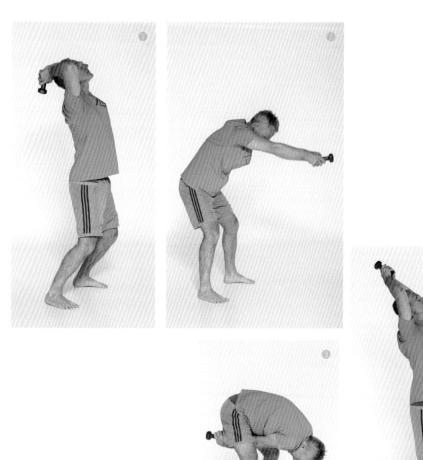

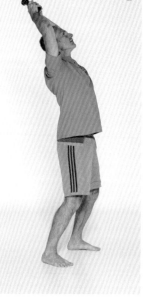

5. 脊柱放松练习

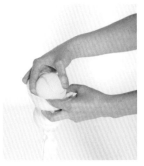

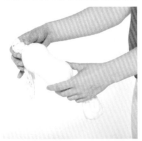

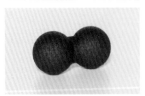

人的脊柱就像一条活动自如的链条。本书第二章曾经说过，在筋膜的张力系统作用下，人的背部得以保持稳固和笔直。因此，我们也把脊柱称为"椎骨链"。这项练习旨在改善人体脊柱的灵活性，重塑健康的脊柱。它能够使负责稳定脊柱、维持姿势的肌肉群活跃起来，并使这个部分的筋膜得到放松。

练习开始前，你要准备两个网球，把它们塞到一只短袜或者长筒袜里，然后在袜口打结。

你也可以在体育用品商店里买到专门为这项练习设计的花生形按摩球。

动作分解

❶ 仰卧在地板上，小腿放在椅面上。要想更舒适一些，你可以在骨盆或者小腿下方放一张垫子。把装好网球的袜子拿在手里。

❷ 骨盆下半部分轻轻往地板压，让骨盆最下方的骶骨与地板接触。然后，慢慢地将脊柱一节一节往上抬，再一节一节慢慢放下。重复3次。

❸ 抬起骨盆，将塞了网球的袜子放到胸椎下方，让两个网球分别位于脊柱的左右两侧，两个球之间要留一条缝隙，这样胸椎棘突正好在两球中间，不会让人觉得不适。确认网球只压在肌肉上，不会压到骨头，再进行下面的练习。

❹ – ❻ 慢慢把重心移到网球上，前后左右小幅度改变身体与网球的接触点，同时

向网球施压。如果感觉舒适，可以在某一个接触点按压久一点儿。然后把网球移到脊柱的下一节，重复刚才的练习。

用这种方式一节一节往下按压，直到网球到达骶骨。

最后把球从身体下方移出来，体会一下身体与地面接触时的感觉。你能否察觉出不同？

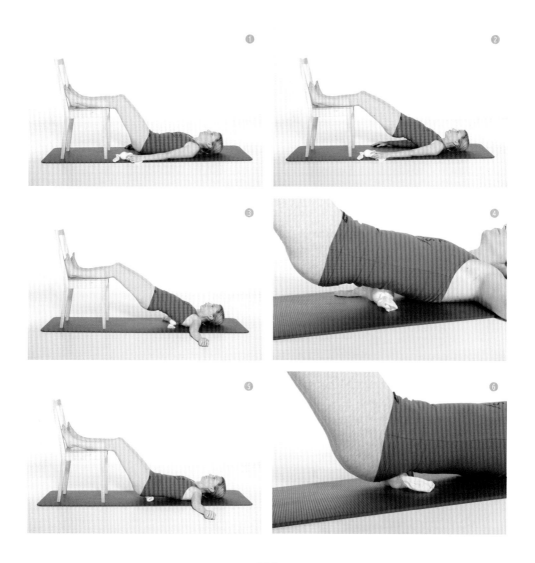

改善上班族的问题部位：
颈部、手臂和肩部练习

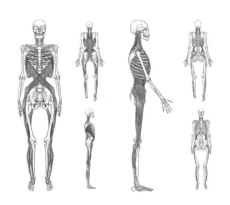

久坐不动会使人体的螺旋线和体侧线活动量不足

坐在办公桌前工作的人通常一整天都保持相同的姿势。在电脑前工作时，手臂搁在桌上的姿势大多数情况下是不正确的。因此，对久坐不动的人来说，肩部、颈部和手臂的酸痛是最常见的毛病。这些部位患病的概率远远高于骶骨疼痛的概率。以下这些练习能够让这些部位过度劳累的筋膜得以释放压力。此外，久坐不动的话，腿部、手臂和躯干的筋膜经线，尤其是第三章提到的体侧线和螺旋线也会活动量不足，这些练习可以刺激它们，让它们恢复活力。

这些练习都适合在办公室做，你也可以将它们纳入你的常规筋膜训练中，一周练习两次即可。其中，竹子摇摆属于弹振练习（第134页），一定要在充分热身后才可以做，或者放在整套练习的最后。另外，基础训练中的双臂推墙（第114页）属于肩部练习，也适合与这套练习一起做，不过最好放在最后完成。

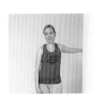

1. 肩部拉伸练习

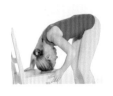

2. 颈部放松练习

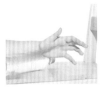

3. 前臂放松练习

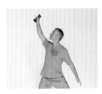

4. 全身摆动练习：竹子摇摆

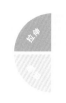

1.肩部拉伸练习

动作分解

❶ 站到门框、一堵凸出的墙或者一个柜子边，一只手平放在上面，然后身体微微向前倾，直到有拉伸的感觉。

❷ – ❸ 在练习过程中小幅度改变拉伸的角度，锻炼不同部位的筋膜。也可以改变手的位置或者改变身体与支撑物的角度。拉伸时注意体会哪些部位被拉伸的感觉特别强烈。试试看吧。

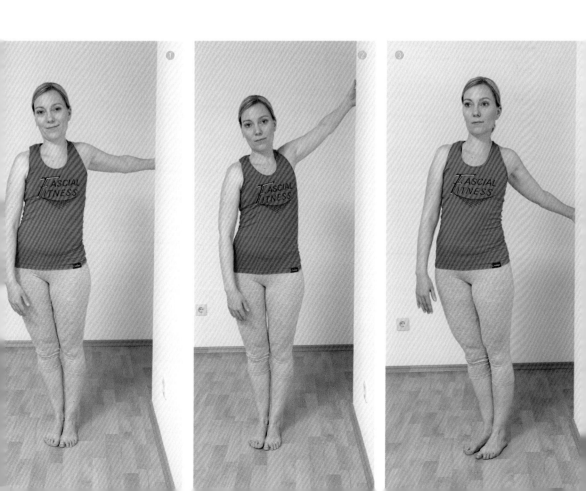

2. 颈部放松练习

这项练习能够放松颈椎，让颈部、肩部和头部的筋膜得以舒缓。因为我们坐着时很少挺直身体，让头部的重量直接落在脊柱正上方，所以肌肉必须施加很多的力来维持身体的平衡。长期如此，整个肩部会变得僵硬和紧绷，颈椎也会受到压迫。这项练习尤其适合放松颈部。

动作分解

❶ 练习前，你要准备一个吹好气的气球。两腿分开与臀部同宽，站到椅子前，将气球抓在手里。稍微收紧下腹部，脊柱向前一节一节地朝椅子的椅面弯曲。接着把气球放在椅面上，把头顶压到气球上，双手轻轻撑在椅面两侧即可。

转动颈部：头顶轻轻压住气球，颈部前后左右来回转动。练习时要把头部的重量压到气球上，但是不要压得太用力。颈部要完全放松。然后慢慢减小动作的幅度，转动时体会细微的变化。

❷ 如果要提高动作难度，你可以不用气球，直接用头顶接触椅面，完成练习。

进阶者可以跪在地板上，用手掌撑地的姿势来练习。用不用气球都可以。

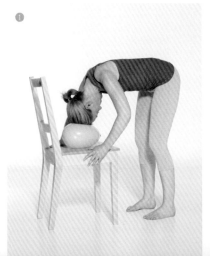
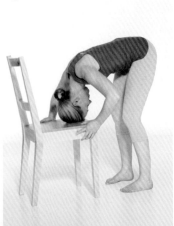

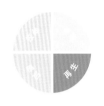

3. 前臂放松练习

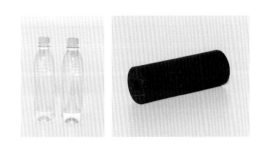

你在办公室因为长时间打字而前臂僵硬时，做这项练习特别合适。练习前，你要准备一个装满水的小水瓶或者小型泡沫轴（图为15厘米长、5.4厘米厚的黑色迷你泡沫轴）。

动作分解

❶ 把水瓶或者泡沫轴放在餐桌、书桌或者椅子上，前臂放在水瓶上。

❷ – ❸ 前臂施加压力到水瓶上，力度以感觉舒适为宜。然后，开始缓慢地滚压前臂，水瓶每次滚动几厘米即可。你可以让水瓶从手肘滚动到手掌，或者从手掌滚动到手肘。在练习过程中，你也可以让前臂小幅度转动。

动作要缓慢，你可以想象自己正在把身体组织内的水挤压出来，被挤出来的水就像船头的波浪一样被慢慢向前推。

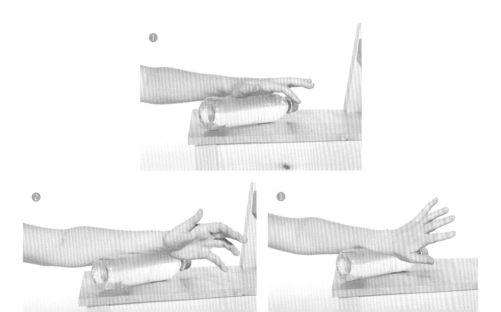

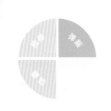

4. 全身摆动练习：竹子摇摆

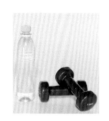

练习前，你要准备一个重500～1500克的小哑铃或者摇摆铃。你也可以用一个装满水的小水瓶代替。

动作分解

❶ - ❷ 像相扑运动员一样站稳：双腿分开，比臀部宽一些，脚尖微微向外，膝盖朝脚尖方向微微弯曲。我们把这种姿势称为"爆发性姿势"。注意，背部要挺直，脊柱不要过度向前凸。你可以想象尾骨那里有个小秤砣在往下拉。

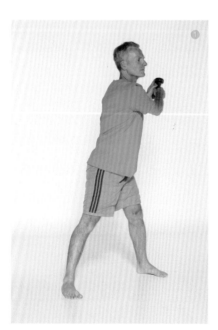

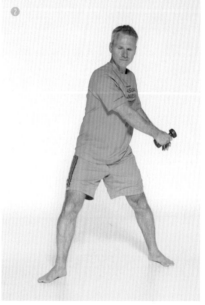

双手握住哑铃放在身前，开始做准备活动来热身：双手以画圆的方式摆动，练习大约1分钟。

❸ 做几次对角线方向的单侧摆动动作，脚的姿势也要跟着调整：身体朝哪一侧摆动，就弯曲哪一侧的膝盖，另一侧的腿伸直。在摆动身体的同时张开双臂：向右侧摆动时，左手松开哑铃，右手持哑铃沿对角线向右上方摆动，同时上半身向右转动。这个动作能绷紧螺旋线。注意：向右侧摆动时，左脚脚掌外侧要紧贴在地板上不动。同样的，换边练习时，右脚脚掌外侧也要紧贴地板。

❹ – ❺ 保持这个紧绷的姿势一段时间，同时持哑铃的那只手臂微微前后摆动，这样可以让从伸直的那条腿的脚掌外侧往上到握哑铃的手都有紧绷的感觉。接着，借助向后的反弹力让持哑铃的手臂顺势迅速向下摆动。做这个动作时，身体侧面要像张开的弓一样绷紧。然后，身体从胸部沿对角线向下摆动，摆动时要画出一个匀称的弧线。千万不要过度拉伸身体。注意感受身体发出的信号：当你能够掌握这个动作后，可以连续做3~5次，中途不休息。然后换边练习。

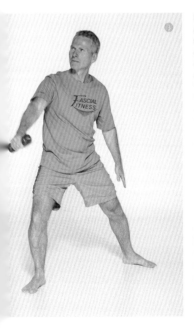
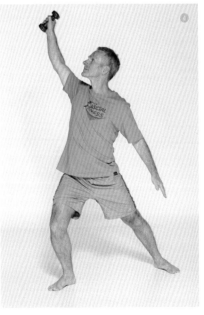
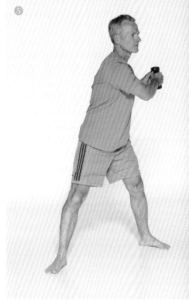

臀周练习

肯定有很多人对这种活动臀部的练习感兴趣，因为髋关节疼痛和不灵活是一种非常普遍的现象。在德国，髋关节手术是最常见的外科手术之一。髋关节是人体第二大关节，仅次于膝关节，它被人体最坚韧的韧带包围，因此，筋膜的健康状况对髋关节的灵活性起重要作用。我们每走一步都要活动髋关节和它附近的韧带，这对髋关节的灵活性要求很高。但是，长期久坐一方面会使髋关节过度伸展，另一方面又会使其缺乏充分活动的机会，进而对关节软骨的营养供给产生不利影响。另外，一些体育运动项目，如骑自行车，对髋关节的营养供给和灵活性而言并不太理想。因此，我们有必要额外做一些适合髋关节的练习来改善这种情况（第172页）。

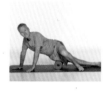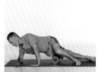

1. 滚压大腿练习

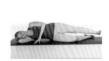

2. 活动大腿外侧肌肉练习

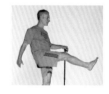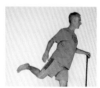

3. 摆腿练习

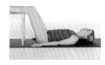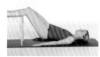

4. 鳐鱼势

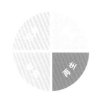

1. 滚压大腿练习

练习开始前，你要准备一个泡沫轴。

动作分解

❶ 起始姿势：身体朝右侧躺下，用右臂支撑起身体，手肘位于右腋窝正下方。将泡沫轴放在大腿根部（即右腿股骨大转子）下方。右腿伸直，左腿越过右腿置于前方。左手放在上半身前方以协助支撑身体。

❷ 慢慢从大腿根部开始，沿大腿外侧向下朝膝盖方向滚动泡沫轴。在滚压过程中，你可以想象你的大腿是一块海绵，你正在用泡沫轴把其中的水分挤出来。滚压时，如果某一处有特别强烈的压痛感，可以在压痛点上慢慢地前后左右滚压半分钟到一分钟。练习时注意仰头，使颈部与脊柱成一条直线。你也可以把右前臂紧贴地板来支撑身体，这样可以让上半身伸展。

泡沫轴滚动到接近膝盖时，慢慢让它再向上滚回大腿根部。也许练习到第二轮时，你就已经感觉身体放松、十分舒畅。练习结束后，把泡沫轴拿开，感受一下你的大腿在练习后有什么变化。

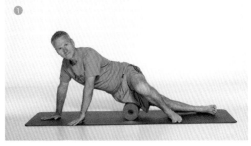

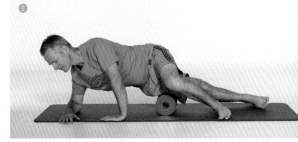

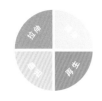

2. 活动大腿外侧肌肉练习

动作分解

① 侧躺在地板上，下面那条腿微微弯曲，上面那条腿稍稍抬高悬空。注意绷紧背部，不要让脊柱下沉。

② 上面的那条腿向身体前方弯曲，想象自己正在用腿推倒一堵无形的纸墙。

①

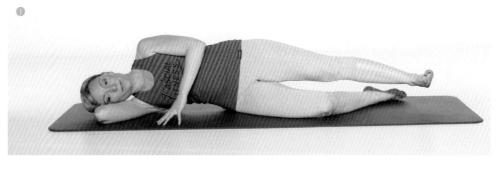

②

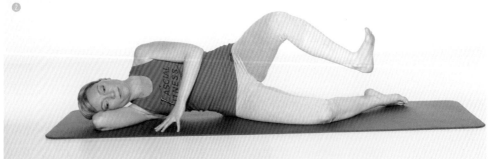

③

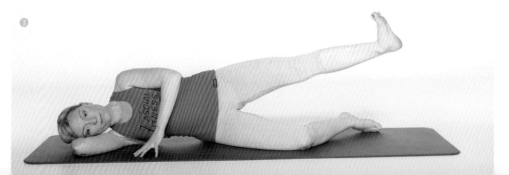

❸ 将上面那条腿完全伸到身体前方，伸直，然后脚尖轮流做上勾和下压的动作，这样可以进一步拉伸筋膜。注意，身体要保持侧躺的姿势：屈膝，上面的腿与腰椎成一条直线并伸直，就像望远镜的镜头往外伸一样。

❹ - ❺ 前后左右小幅度转动上面那条腿，同时朝不同方向抬腿，比如向上、向前或者向斜上方抬。

换边练习时，双腿微微弯曲，慢慢转动身体成平躺姿势，再转向另一侧躺好。

❻ - ❼ 如果你想提高难度，可以侧躺在椅子上或者在脚上绑负重护腕来增加负荷。然而，请一定先锻炼好躯干和颈椎，让它们有足够的稳定度，这样才不会给这些部位带来过大的负担。

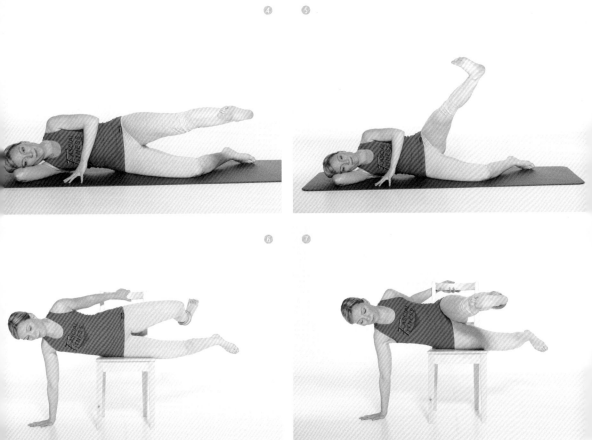

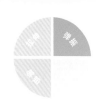

3. 摆腿练习

动作分解

❶ 这项练习需要赤脚完成：站在一张凳子上，刚开始练习时，可以拿一根北欧式健走杖支撑。先从左侧开始：左手握住健走杖支撑身体，空出右手；左脚稳稳地站在凳子上，膝盖微微弯曲，右脚垂于凳子一侧；轻轻摆动右腿，让它像钟摆一样慢慢来回摆动。

❷-❸ 开始利用筋膜摆动：有意识地把悬在空中的那条腿向后摆，使腿部筋膜向后绷紧，然后让腿从骨盆快速向前弹出。注意，不要刻意用肌肉力量使腿向前抬高，

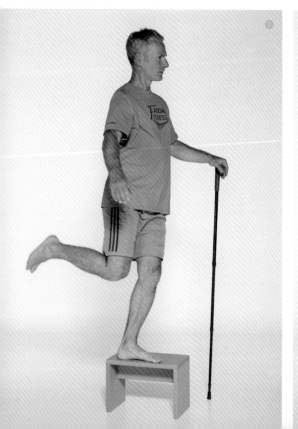

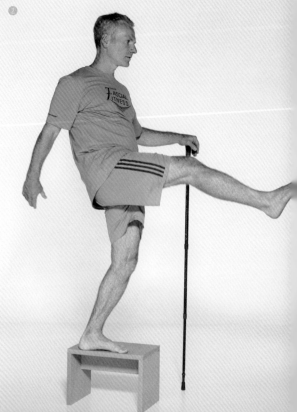

而应该充分利用筋膜里储存的能量使腿摆动起来。这样，筋膜的弹性机制就能发挥作用。

让腿逐渐有节奏地摆动起来，然后整条腿非常轻松地前后摆动。你要注意体会臀部、上半身的右侧以及身体正面由胸部至左臂这些部位的感觉。还要注意的是，腿向后摆时，耻骨也要一起向后，然后从耻骨处发力，带动腿向前摆动，这样石弩效应会变得更强。

一边练习3分钟，然后换边练习。

进阶者可以不用健走杖辅助练习。这项练习也可以在楼梯上进行，等你有了一定的经验，甚至可以直接在地板上完成：站在地板上，双脚分开与臀部同宽，将重心放在一条腿上，摆动另外一条腿。一开始你可以一只手扶着窗台或者椅背来保持平衡，这样你的注意力就可以集中在摆腿动作上。一段时间之后，你可以尝试不依靠支撑物来完成练习。

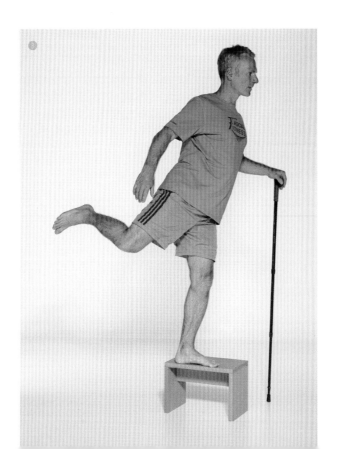

4. 鳐鱼势

动作分解

❶ 仰面平躺在一张稳固的椅子前，把小腿水平放在椅面上。

将骶骨，即骨盆最下面的部分往下压，并且稍微挪动和调整，让骶骨以不同的接触点和角度轻触地板。

❷ 从尾椎开始一节一节地慢慢抬高脊柱，用悬空的骨盆做弧形、螺旋形和波浪状动作，就像鳐鱼在海中遨游一般。

练习时动作要慢，注意集中精神，让身体内的动力引领你做下一个动作。

然后，让脊柱一节一节地落下，使骨盆慢慢回到地板上。一共练习3次。

❶

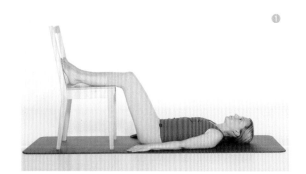

❷

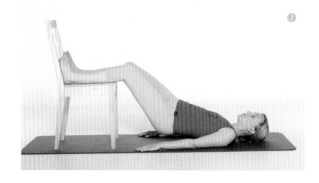

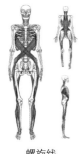

螺旋线

足部练习与步行练习

得益于石弩效应，行走是人体最节约能量的一种前进方式。不过，石弩效应的效果好坏取决于人体的感知能力、平衡能力和筋膜储存弹性能量的能力。此外，在我们行走时，有一条相当长的筋膜经线也扮演着相当特别的角色，那就是螺旋线。它能保持人体平衡，让人在行走时稳步向前。

通过以下几组小练习，你可以锻炼足部，让它更好地发挥一些重要的功能，让你的步伐轻盈而流畅。经常走路或久站的人要好好锻炼阿基里斯腱以增强其弹性。如果你经常做弹跳练习来强化足部和小腿的筋膜，那么即使站一整天也不会感觉累。在这里，我们以刺激筋膜的练习开始，以提高筋膜感知能力的练习结束。

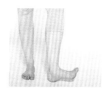

1. 滚压足底练习

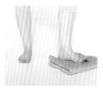

2. 提升足底敏感度练习

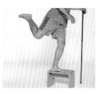

3. 摆腿练习

4. 弹跳练习：拉伸足部、小腿肌与阿基里斯腱

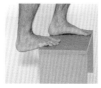
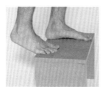

5. 拉伸阿基里斯腱练习

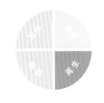

1. 滚压足底练习

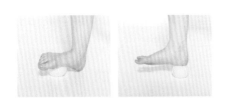

这个练习同基础训练的练习1（第106页）相同。滚压时，要重点按摩脚跟。

2. 提升足底敏感度练习

动作分解

❶ – ❻ 直立，双脚张开与臀部同宽。将重心移到身体一侧，专注地用另一侧的脚轻轻接触地板。

不断改变脚触碰地板的接触点和力度。动作要轻缓，让整个脚底都能得到锻炼。

接着，比较一下两脚的感觉。你发现其中的区别了吗？你应该能感觉到活动过的那一侧身体有舒适的紧绷感，与另一侧相比更有活力。接下来换边练习。

❼ 你也可以尝试在不同的地面上练习，比如在地毯上、瓷砖地板上、木地板上、垫子上或者直接在脚下垫一块毛巾。练习时，注意感受不同地面的差异。

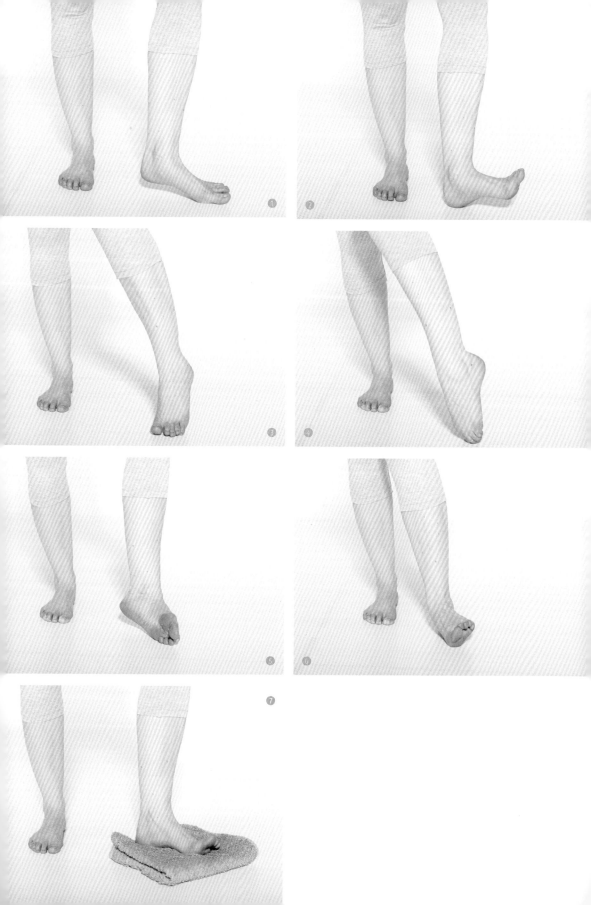

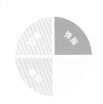
3. 摆腿练习

我们在之前的臀周练习中已经介绍过这项练习了。

熟练掌握摆腿练习后，你可以把它运用到行走中。这种摆动方式会带动两腿像钟摆一样前后摆动，不仅能节省你的体力，而且能帮你找到属于自己的运动节奏。你肯定有过这样的经验：与他人一同健走或者散步时，如果你走得太快，或者没有按照适合自己的速度走，就会非常吃力。简而言之，就是你没有用最佳方式来走路，或者说走路时没有很好地利用筋膜。你不妨尝试专心进行一次行走练习，就像做摆腿练习一样，把后面的腿向后摆，让它蓄积一股势能，然后在往前迈步时释放这股势能，让后面的腿迅速向前摆动。在这个过程中，你要试着找到适合自己的节奏，这样能够更有效地利用你的筋膜，并且节省肌肉组织中储存的能量。

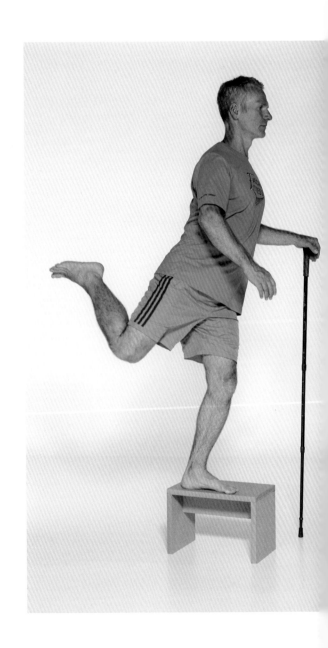

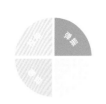

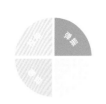

4. 弹跳练习：拉伸足部、小腿肌与阿基里斯腱

这个练习在第108页的基础训练中也曾介绍过。

这里的弹跳练习主要锻炼阿基里斯腱、足部和小腿的肌肉和筋膜。在练习过程中，你可以根据需要选择是否使用健走杖。最好赤脚完成练习。

正如之前所说，要想步伐轻盈、省力，还有一点很重要，那就是在日常生活中经常变换运动方式，如跳跃、赤脚跑步或者跳舞。

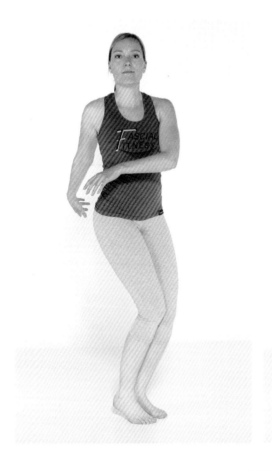

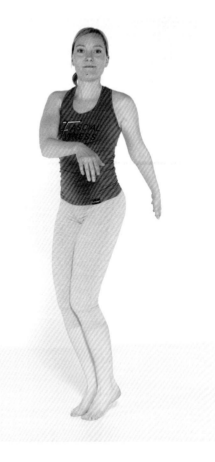

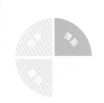

5. 拉伸阿基里斯腱练习

你应该通过之前的章节了解到保养阿基里斯腱、让它有良好的状态是何等重要（第106页）。拉伸阿基里斯腱练习不仅对经常跑步和久站的人很重要，对老年人、结缔组织极为坚韧的肌肉型人士以及运动员更有益处。

动作分解

❶ 站在一张凳子上，一只脚往后退一步，让脚跟悬空，前脚掌稳稳地踩在凳子上。

❷ – ❸ 把脚跟向下压，保持这个姿势片刻。紧接着，微微调整脚跟的位置，以便拉伸不同的筋膜。

在练习过程中，注意体会足部的哪个部分拉伸紧绷的感觉特别强烈，然后多拉伸这一部分。此时，你要挺直和绷紧身体。如果你愿意，可以将手臂高高举过头顶，让整个身体都伸展开来。你也可以用阶梯来代替凳子。

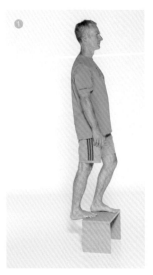
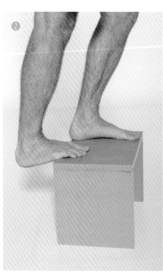
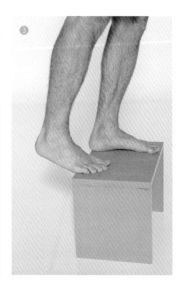

适合肌肉型人士和柔韧型人士的练习

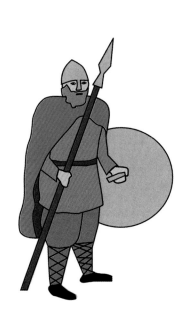
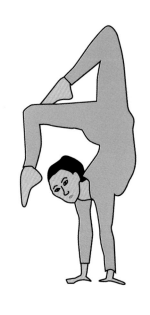

练习建议与练习具体内容

这一节特别针对筋膜柔韧度不同的人，尤其是属于两个极端的人，这里会提供一些重要的训练建议和合适的练习。

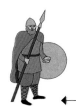
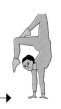

筋膜正常类型的范围

筋膜柔软的柔韧型人士

■ 拉伸练习

做拉伸练习时频率不要过高，强度不要过大。拉伸时，动作幅度要小一些，每个姿势都要做一些小幅度的变化，以此锻炼关节的感知能力。对柔韧型人士来说，训练重点绝不是提高身体的柔韧性或者突破动作幅度的极限，而是试着了解身体的关节和筋膜所能承受的极限在哪里。此外，身体处于极度拉伸状态时不要做动态拉伸。

■ 弹振练习

做弹振练习时要小心谨慎。你应该利用这类动作让身体更强健、更有活力，但不要在身体处于极度拉伸状态下做。相反，只有在你活动到的肌肉没有剧烈拉伸时，弹振练习才适合你。你可以观察一下，如果肌肉缩短、变厚，就代表肌肉没有剧烈拉伸。只有在这种情况下，瞬间爆发的反弹力才会让你的筋膜变得更紧实。

■ 再生练习

快速、小幅度的滚压按摩有利于恢复筋膜的活力，因为它能刺激筋膜内的细胞生成更多的胶原蛋白。

■ 感知练习

感知练习对你来说尤其重要，因为像柔韧型人士这样柔韧性极好的人在极度拉伸时，其内在的感知能力通常比较弱，也就是说不够敏感。因此，你的训练重点是锻炼内在感知能力和在完成动作时的身体控制能力。

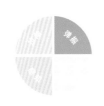

针对肩部和胸部的练习：
紧实胸部

动作分解

❶ 这项练习对筋膜非常柔软却想拥有紧实胸部的女性来说很合适。跪在垫子上，手掌撑地。注意，髋关节应在膝盖正上方，肩膀应在手腕正上方。整个手掌紧贴垫子，指尖稍微用力向下压。这样，前臂会自动转到正确的方向，同时两臂的手肘内侧相对。

❷ 保持这个姿势，想象自己正在把肱骨略微向外转。绷紧下腹部以保持稳定，然后一只手离开垫子。

手握一个哑铃或者负重护腕，穿过撑地那只手臂的腋下，向另一侧摆动。

保持这个姿势，让手臂轻轻地左右来回摆动，这有助于胸部肌肉的外层筋膜变紧实。做5～10次，然后换边练习。

第154～157页介绍的适合女性的练习同样适合柔韧性极好的人（包括男性）。

❶

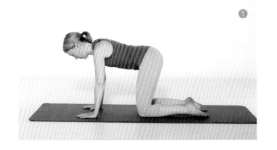

❷

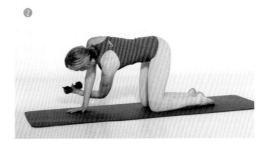

筋膜结实的肌肉型人士

▮ 拉伸练习

你应当经常做一些拉伸筋膜的练习，包括可以让身体放松的缓慢的拉伸练习以及主动拉伸练习。主动拉伸是利用来回摆动和反弹的动作达到拉伸的目的。你还可以多进行负重式拉伸，无论是利用自身的体重还是手持小哑铃来练习都可以。练习时，尽可能地把身体拉伸到极限。

▮ 弹振练习

摆动全身的练习是首选，它能增强你身体的协调性和灵活性。在弹跳练习后，你要拉伸刚刚活动过的肌肉。

▮ 再生练习

所有能刺激筋膜新陈代谢的练习对你来说都特别重要，因为肌肉型人士的筋膜很容易粘连。

▮ 感知练习

感知练习对所有人都非常有益，对肌肉型人士更是重要。

适合肌肉型人士的练习还包括：猫式弓背（第122页）、老鹰飞翔（第110页）、摆腿练习（第140页）和开灯关灯练习（第176页）。所有这些练习都可以提高身体的柔韧性和协调性，这对肌肉型人士来说至关重要。

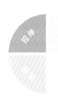
拉伸

扩胸练习

肌肉型的男性常常有肩膀向前缩的倾向。这项练习能帮助他们扩展胸部，让结实的筋膜变得较为柔软。

动作分解

❶ 平躺在凳子上，只用背部接触凳子，脊柱不要过度往前凸。一手拿一个小哑铃或者一个装满水的瓶子，向两侧伸直双臂，肘关节微微弯曲。

❷ 保持这个姿势，让手臂随哑铃的重量自然下垂，直到胸腔感受到拉力。

❸ 在这种极度拉伸的状态下做小幅度的主动拉伸。不要用力过猛，要以感觉舒适的力度练习。在拉伸过程中，你可以把手臂从身体两侧朝头顶方向移动，在改变手臂位置的同时让手臂的角度和手的姿势有些变化。

❹ 弯曲手臂，重复之前的动作。

❺－❻ 挥剑练习（第126页）对肌肉型人士来说也是一项很好的练习，不论男女都非常适合。如果你有背部不稳的毛病，请特别注意挥剑练习中的相关提示。

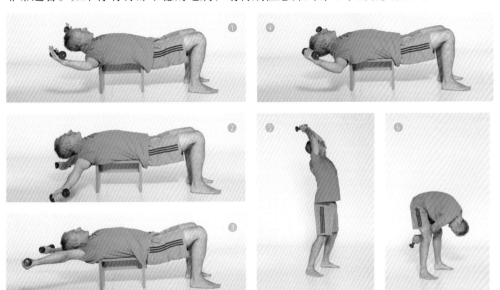

男性和女性的训练重点

根据经验，男性和女性想要锻炼和改善的身体部位大不相同。这一节特别针对这些部位提供一些关于筋膜训练的建议。不过，从根本上看，男性与女性在进行筋膜训练时都遵循相同的原则，因为筋膜在每个生物体中的功能相同，在训练时性别差异根本不存在。唯一的差别在于，女性的筋膜天生比男性柔软一些。

基础训练中的练习项目不仅适合男性和女性，而且不论你的筋膜属于哪种类型，你都可以练习。如果经过测试，你属于肌肉型人士或者接近柔韧型人士，请参考前一节中的训练建议。下面，我们将针对两性常见的一些问题部位和渴望改善的部位，介绍一下合适的练习。

适合女性的练习和训练建议

很多女性大腿的肌肉松软，皮肤表面还有像橘子皮一样恼人的纹路，同时颈部的肌肉往往过度紧绷。针对大腿的问题，加强锻炼、让肌肉紧实是训练重点。相反，要解决颈部的问题，学会放松才是不二法门。大腿皮肤上讨厌的纹路或小突起仅仅依靠肌肉训练是无法消除的，因为问题根源在于人体中沿大腿外侧延伸到膝盖下方的浅层筋膜缺乏弹性。再加上遗传因素，这层筋膜上就会堆积明显可见的脂肪和积水，它们形成了脂肪团，也就是我们俗称的"橘皮组织"。

有规律地持续进行筋膜训练能够增强大腿周围浅层筋膜的弹性，从而减少甚至消除橘皮组织。

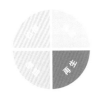

1. 滚压大腿练习

动作分解

❶ 练习第137页的动作。

❷ – ❹ 用泡沫轴滚压大腿，不仅仅滚压大腿外侧，大腿前面、后面、内侧以及它与臀部肌肉连接的部位也要滚压。

注意，动作要慢。你可以想象自己的大腿是一块海绵，你正在挤出其中的水，这样它才能重新吸满新鲜的水。

❶　　❷

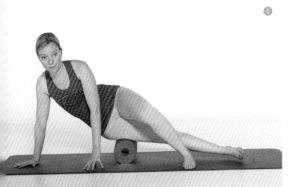
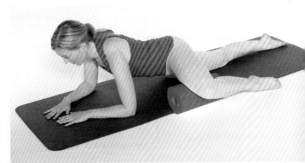

❸　　❹

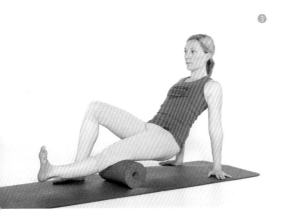
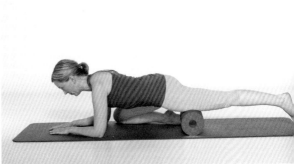

2. 收紧大腿和臀部练习

这项练习与第138页的活动大腿外侧肌肉练习相似，只不过它会锻炼大腿两侧，而且要求躺在椅子上练习，这样更能锻炼筋膜。如果你的手腕、肩部或者颈部有问题，在椅子上练习对你来说有难度，也可以侧躺在地板上练习。

练习时最好在脚踝上戴一个负重护腕，它是很值得购买的。一般来说，女性在训练初期选择750克左右的护腕就够了。当然，你也可以根据自身情况选择更重一些的护腕。

动作分解

❶ 侧躺在椅子上，交替活动上下两条腿，拉伸大腿内侧和外侧的筋膜。

❷ 把腿伸直时，可以保持姿势一会儿，做几个向上弹腿的动作，这有助于收紧大腿、塑造紧致的腿部曲线。

结束后，摘掉负重护腕，重复做上述动作，这样你就能体会到双腿如空气般轻盈的感觉了。

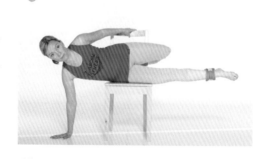

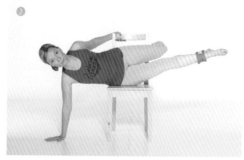

3. 收紧腹部练习

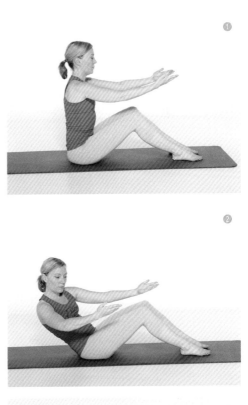

❶ 坐在地板上或者垫子上，腰背挺直，双腿屈膝并微微分开。向前伸直手臂，肩膀向下沉，要有好像有人在前面拉你的手指、同时有重量把你的肩胛骨向下压的感觉。

❷ - ❸ 骨盆向后倾斜，向内收缩腹肌，身体向后仰成半躺姿势。注意收腹，背部要拱成弧形。然后在这个姿势的基础上做一些小幅度的角度调整：身体先向右倾，再向左倾，这样一边转动上半身，一边稍微向后躺，再抬高。将这些动作连贯起来，偶尔保持某一个姿势一段时间，并轻轻做几个向上的弹振动作。

练习时注意量力而为。当你没力气收腹和保持背部拱成弧形时，可以稍微休息一下。

拓展练习：你可以拿一个气球或者其他球放在两个膝盖之间夹紧，在整个练习过程中轻轻夹住球，这样做能帮助你收紧盆底肌。

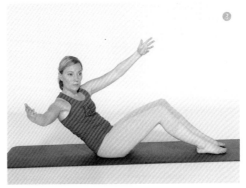

适合男性的练习和训练建议

男性常见的问题是腿部、臀部和肩部的肌肉较短，这可能是由训练方式单一造成的。偏偏很多男性非常注重肌肉的张力和柔韧性，讲求动作灵活矫捷。问题是，身材壮硕的男性通常动作比较笨拙和僵硬。因此，进行力量训练的男性应当经常拉伸训练部位，这样才能提高身体的柔韧性。尤其是那些想要拥有强壮上半身和宽厚肩膀的男性，更要注意这一点。

在这里，我们将介绍一些适合男性的练习，它们能帮助你增强肌肉张力以及提高肌肉弹性和灵活性。

1. 弗拉明戈舞

拿张椅子摆在身前，两脚分开与臀部同宽。重心移到一只脚上，把另一只脚放到椅子上。直立的那条腿站稳，膝盖不要完全伸直。

动作分解

❶ 双臂伸直，朝椅子方向弯曲上半身，直到搁在椅子上的那只脚的膝盖微微弯曲，并且那条大腿后侧的筋膜紧绷。放在座椅上的这只脚在整个练习中都应当保持这种紧绷的感觉。

❷ 试着做一些变化，比如转动身体，将腿部内侧拉伸一会儿，再将外侧拉伸一会儿。在这个过程中，你可以从不同的角度感受大腿后侧缩短的肌肉群。你还可以在拉伸方面做一些变化，比如把膝盖伸直和弯曲，或者像猫一样灵活地将身体尽量拉长。

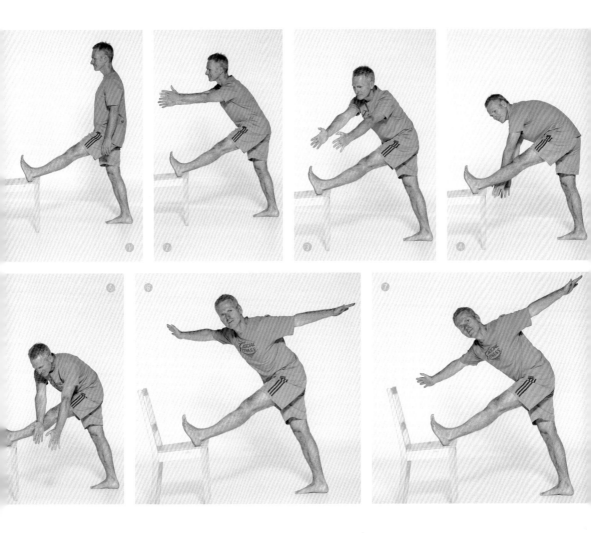

❸－❺ 在练习过程中，要注意上半身的姿势：肩胛骨两端要稍微向后并且向下压。此外，拉伸腿部时，胸部不要紧绷，而要向外打开。

❻－❼ 进阶者可以提高难度，从骨盆那一端来伸展大腿后侧的肌肉群。你可以轻轻活动上半身或者骨盆，这样从腿部后侧向下延伸到足部的这一长串筋膜就都可以得到不同程度的拉伸。练习时双臂可以同时向前伸，或者向两侧分开。你可以尝试探索自己的拉伸极限，动作幅度要从小到大，动作要从简单到复杂，把几个动作连贯起来。通过这样的练习，你可以轻柔地拉长腿部后侧的一系列筋膜。

2. 投掷练习

动作分解

① 这项练习模仿的是投球或者投标枪的动作。你要尝试不使力就做出流畅的投掷动作。练习的诀窍是，先做一个反方向的预备动作，借此使躯干和手臂的筋膜像橡皮筋一样绷紧。你可以把球或者其他物品拿在手里，但不用真的投掷出去。练习时手里握着东西可以让大脑"切换"到运动模式。

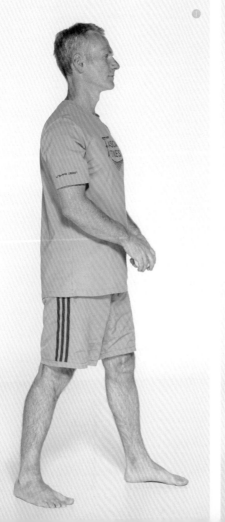

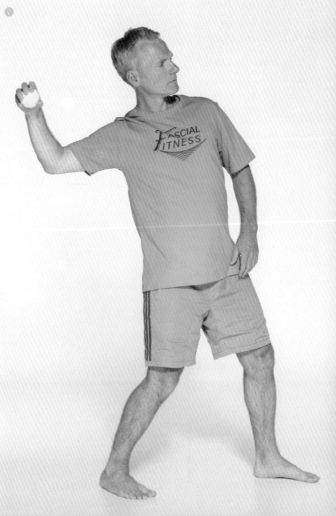

②-③ 做预备动作时，身体稍微向后仰，手臂向后拉，让身体积蓄能量。身体从后往前摆时运用这股能量，就可以轻松地完成投掷动作。你无须多使力，也无须真的把球投掷出去，这项练习强调的是让身体产生初始张力和动力。要注意的是，投掷物体时要由肩部发力，而非用手发力。这与挥鞭的原理相同：肩部绷紧，然后释放初始张力做出投掷动作，手则像鞭子的末端，随着肩部的动作毫不费力地迅速向前方摆。

进阶者可以尝试的拓展练习：投掷物体时由胸部发力，然后让这股力慢慢转移到肩部和手臂，再传递到手上。

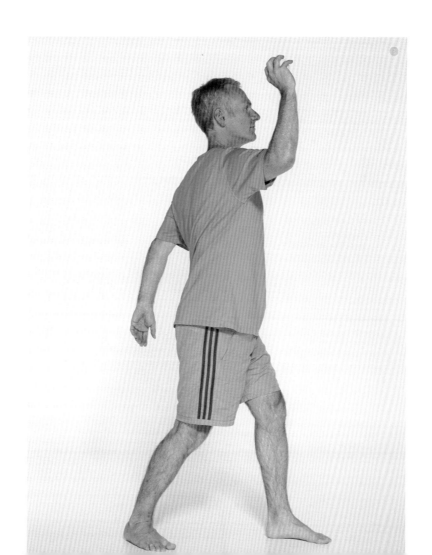

3. 拉伸内收肌练习

动作分解

❶ 这项练习锻炼的重点是大腿内侧，此处的肌肉是内收肌。首先，向侧边伸出一条腿呈弓箭步，伸出去的那条腿上下做弹振动作。

❷ 伸出去的那条腿由原来的整个脚掌贴地改为脚跟与地板接触，同时脚背向外转。然后，上半身朝不同的方向来回摆动做弹振动作。

❸ 伸出去的那条腿整个向内旋转，让脚背贴在地板上。对侧的手臂伸直举过头顶并向后拉，让上半身稍微扭转。保持这个姿势，来回摆动做弹振动作。

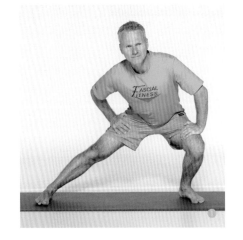

❷   ❸

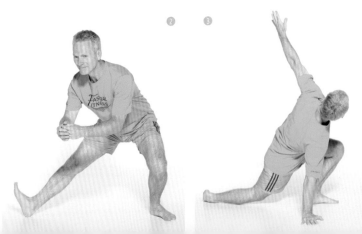

④－⑥ 你可以将前面3个动作进行拓展，尽量让不常用的身体部位得到锻炼，以此来刺激人体的筋膜网络。

第153页介绍的扩胸练习非常适合很多男性，尤其是想锻炼上半身肌肉的人。

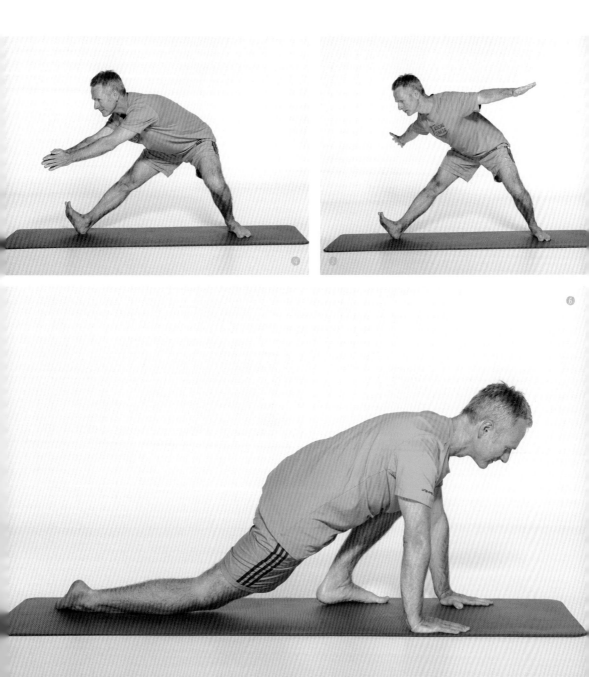

运动员的伤痛 给运动员的训练建议

从理论上说, 运动员都是训练有素的, 但实际上他们经常会遇到一些问题, 比如灵活度受到限制或者遭受肌肉酸痛的困扰。这些问题既可能是由训练方式单一造成的, 也可能是由运动时受伤或者运动负荷太大造成的。近几年来, 筋膜研究领域的新知识帮助我们理清了隐藏在这背后的很多问题, 比如说筋膜在肌肉酸痛中扮演的角色, 同时还让我们认识到, 健康的筋膜能够保护人体肌肉免受拉伤, 因为绝大多数的运动损伤伤及的都是白色的筋膜, 而非肌肉。此外, 筋膜的能量储存水平也在其中发挥着重要的作用, 这一特性也被运用在各种各样的训练方式中。

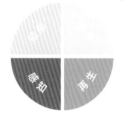

然而, 在某些运动项目中, 运动员会反复出现筋膜和肌肉方面的问题, 无法根治。因此, 我们在这一节将针对其中的一些问题进行探讨。要想深入了解这方面的知识, 你可以参考相关的运动科学文献。

灵活性对所有运动员来说都很重要, 只是重要的程度不同罢了。对身体的灵活性而言, 胶原纤维比可收缩的红色肌纤维更重要。因此, 你要保养筋膜, 它包括肌腱、韧带、肌外膜和关节囊等。正确的筋膜训练对运动员

来说必不可少。选择一些能够刺激人体组织、提高感知能力的练习, 有规律地持续训练便是非常好的训练方式。

运动员在进行专业训练前, 应该做刺激筋膜的练习。例如, 可以针对运动中经常用到的身体部位(如大腿、小腿肚、足部或背部等)做滚压练习。训练前要以较快的速度滚压肌肉, 以便刺激和强化本体感觉, 即人体对运动变化的感觉。

在专业训练、身体承受了巨大的负荷或者比赛结束后, 所做的滚压练习要有一些变化: 速度要非常慢。你可以参考下页的肌肉酸痛自救法、背部简易操(第119~129页)以及针对臀部和大腿的练习(第136~142页)。

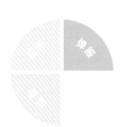

缓慢的滚压练习能使肌肉得到放松，促进人体组织的再生。后面会有更多相关的滚压练习。

进行力量训练的人应当使经常训练的身体部位得到足够的拉伸，以此增强这部分肌肉的弹性。

对高尔夫球球员、网球运动员或者其他要发球和接球的球类运动员来说，肩部和手臂肌腱储存能量的能力十分关键，投掷练习（第160页）有助于强化这两个部位。

另一类能够有效缓解肌肉酸痛的练习是缓慢而柔和的拉伸练习，如这一章将讲到的大象走路（第170页）、猫式弓背（第122页）、弗拉明戈舞（第158页）或者老鹰飞翔（第110页）。后面将介绍更多的拉伸练习，你可以根据酸痛的部位选择合适的练习。

肌肉酸痛
自救法

肌肉酸痛时，你可以选择以下几种自救小练习：利用泡沫轴做的滚压练习和缓慢的拉伸练习。做滚压练习就像给自己按摩。真正的按摩当然更专业，但它对很多人来说算是奢侈的享受。因此，不妨试试这些自救法吧！滚压时，力度要合适，不要用力过猛弄疼自己，而要让酸痛的部位有一种舒适的酸麻感。

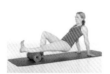

1. 小腿滚压练习

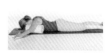

2. 滚压其他身体部位的练习

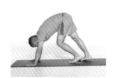

3. 缓慢伸展操：大象走路

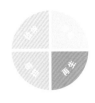

1. 小腿滚压练习

当小腿肌肉酸痛时，这项练习可以帮助你缓解疼痛。小腿肌肉缩短和过度训练的跑步运动员、滑雪运动员和自行车运动员也可以选择这项练习。首先，舒服地坐在地板上，双手放在身体后方支撑。在练习过程中，肩胛带要保持稳定，不要低头。

动作分解

① 把泡沫轴放在一条腿的小腿肚下方阿基里斯腱所在的位置，另一条腿屈膝，支

①

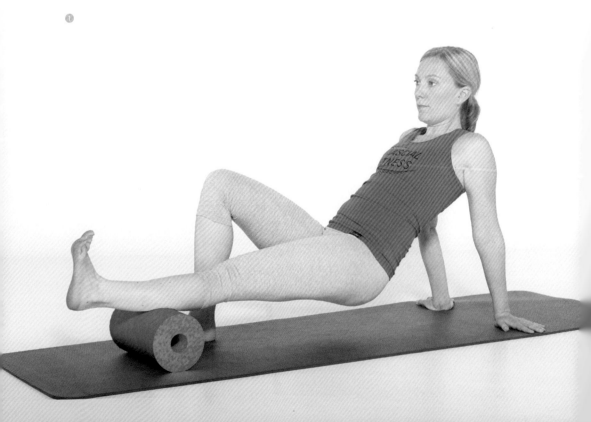

撑起身体，这样你可以更好地控制力度。抬起臀部，缓慢而小心地将重心放到小腿肚和泡沫轴的接触点上，轻轻地来回滚动泡沫轴，集中精神体会按压的感觉。

让泡沫轴几厘米几厘米地慢慢向上滚动，滚压整个小腿肚。

❷ 动作要慢。如果小腿肚受到的压力太大，可以把骨盆放下，坐在地板上。要想加大强度，可以把在地面支撑的脚放到与泡沫轴接触的脚上来增加重量。

❷

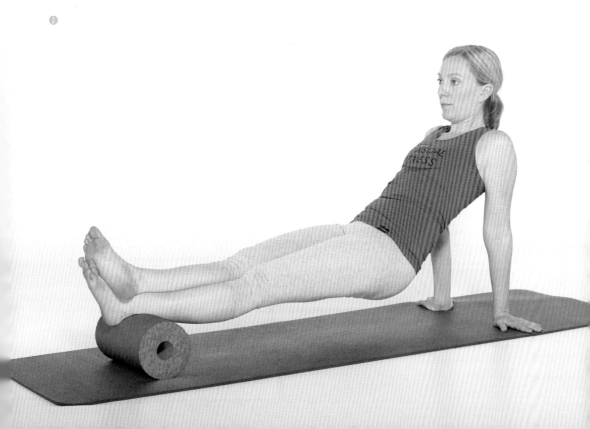

2. 滚压其他身体部位的练习

很多身体部位，比如大腿（第137页和第155页）和背部（第120页）的肌肉酸痛都可以通过缓慢的滚压练习得到缓解。至于前臂（第133页）、胸部和上半身，则可以用小一些的泡沫轴或者按摩球滚压。

❶ 用网球滚压胸部的肌肉和筋膜。

❷ 用泡沫轴滚压胸部和手臂。

❸ 滚压背部和腰椎。

❹ 滚压大腿外侧。

❺ 滚压大腿前侧。

❻ 滚压大腿后侧。扩展动作：要想加大强度，可以把另一只脚放在正在滚压的脚上。力度要适中，以感觉舒适为原则。

❼ – ❽ 前臂可以选用小一些的泡沫轴或者一个装满水的水瓶来滚压。

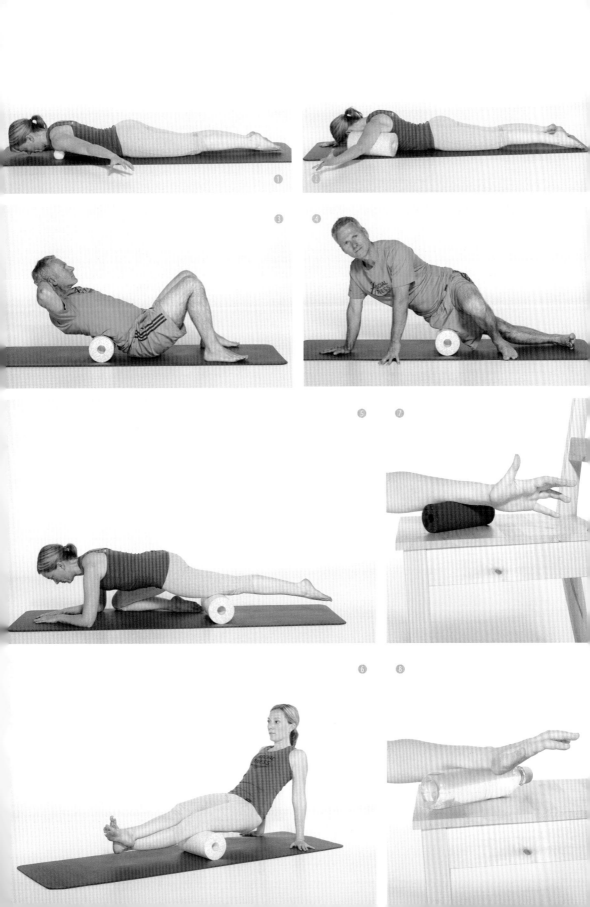

3. 缓慢伸展操：大象走路

❶ 四肢撑地，注意髋关节要在膝盖上方，肩膀要在手腕上方。整个手掌撑在垫子上，指尖稍微用力向下压，这样你的前臂会自然转向正确的方位，两手的手肘内侧相对。你可以想象要向外转动肱骨。绷紧下腹部，臀部高高抬起，直到你的身体撑开呈三角形。然后骨盆往后推，脚跟尽量朝垫子的方向压。

❷ 像做猫式弓背（第122页）一样，一条腿弯曲，另一侧的坐骨尽量抬高。然后换边重复刚才的动作。

❸ - ❹ 双脚慢慢地一步一步朝双手的方向靠近，同时臀部越抬越高，身体弯曲的幅度越来越大。

当脚无法再向双手靠近时，双手一步一步地向前移，直到回到初始姿势。

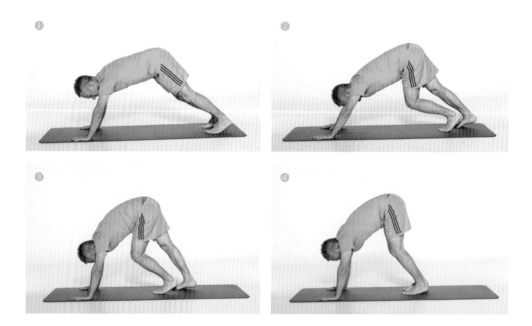

给跑步运动员的训练建议

❶ 跑步运动员的主要受力部位是阿基里斯腱，经常拉伸阿基里斯腱能使其保持柔软，并且能提高其弹性和能量储存能力。因此，阿基里斯腱拉伸练习对跑步运动员很重要，具体内容参见本书第148页。

❷－❹ 此外，跑步运动员应该多尝试不同的跑步方式。尤其是耐力跑运动员，他们一直在做重复的动作，训练时偶尔改变一下运动方式很有好处：可以变换方向，如后退跑、侧向跑或者交叉双腿

跑，还可以在训练中偶尔加入一两个跳跃动作。

还有一种方式可以让跑步更富有变化，那就是利用路边的长椅、树根或者田间小道来进行拓展练习：按照平常的节奏跑步，遇到长椅或者树根时加入跳跃动作。在练习过程中，要集中精神，反应灵敏，这样不仅可以锻炼身体的感知能力和筋膜的伸缩能力，还可以改变关节和肌腱受力的角度，可谓一举多得。

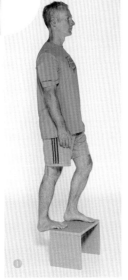
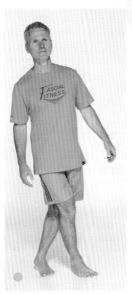
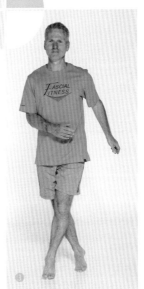
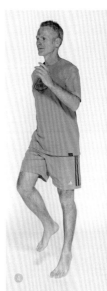

给自行车运动员的训练建议

自行车运动员在骑行过程中往往只能锻炼到几个身体部位的肌肉：小腿、大腿和臀部的肌肉。此外，骑行时他们反复做着相同的动作，膝关节和髋关节的动作非常单一，活动范围非常小。自行车运动员的大腿后侧肌肉特别容易出现缩短的情况，膝盖上方和臀部后方的肌肉则常常十分僵硬。我们从参加环法自行车赛或者其他大型比赛的运动员那里可以得知，他们在比赛后好几天仍会感觉肌肉僵硬，这大概就是身体受力不均造成的。

受力不均：在自行车运动中，人体背部的筋膜经线有的会缩短，有的会过度拉伸

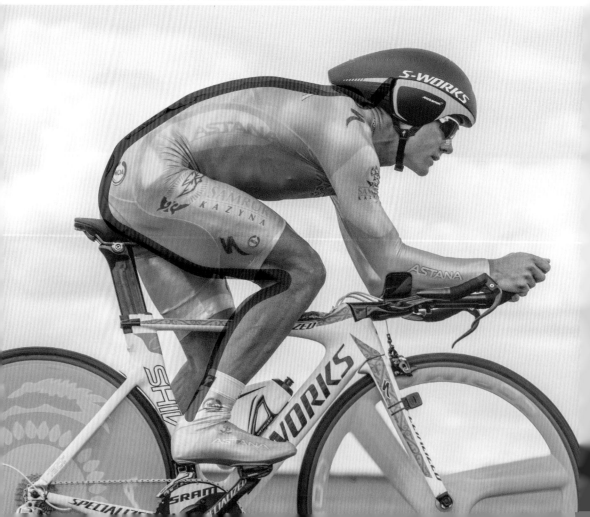

拉伸

训练方式单一的人不仅肌肉的活动受到限制，整个筋膜系统的活动也会受限。这主要是因为肌肉附近的结缔组织肿胀，更确切地说，就是水肿。长此以往，人体中红色的肌纤维就会缩短。

自行车运动员应当多做拉伸练习，如猫式弓背（第122页）和老鹰飞翔（第110页），有意识地使肌肉受力均匀。第153页提到的扩胸练习也是一个不错的选择，因为自行车运动员的上半身在绝大多数情况下都处于紧绷的状态，这会导致背部的浅层筋膜受力不均。在长距离的比赛和长时间高强度的训练中，运动员从大腿后侧到膝盖下方的肌肉以及颈部后侧的肌肉都会因为长期处于高压状态而缩短，相反，整个背部的肌肉则一直处于拉伸状态。

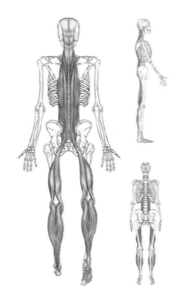

背部浅层筋膜

日常生活中的筋膜训练：
有创意的运动！

我们认为，你在日常生活中可以多做一些有创意的运动：充分利用你的活动空间，让运动变得更多样、更有趣。这些运动不仅可以锻炼和刺激你的筋膜，还可以让你充分活动关节。通过这样的方式运动，你不但能保持运动器官健康，而且不用拘泥于特定的训练内容或运动项目。

这里介绍的都是平常可以做的简单练习，你甚至无须穿运动服。当然，你在办公室里或者在朋友家做客时肯定不能做开灯关灯练习，这项练习最好在家里做。但如果你的主管刚好不在，你倒是可以在楼梯间做一下阶梯舞练习。或者当你从地上捡回形针时，也可以做几次非洲式弯腰练习，活动一下筋骨。

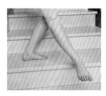

1. 阶梯舞

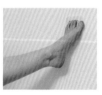

2. 开灯关灯练习

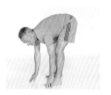

3. 日常生活中的非洲式弯腰练习

1. 阶梯舞

动作分解

❶ – ❺ 每一级阶梯都可以成为你进行筋膜训练的小小舞台。你可以逐级轻盈地跳跃，跳跃时尽量不发出声响。你在练习时可以改变脚的方向（向内转或向外转），或者身体朝左或朝右一级一级地往上或往下跳。脚步要轻。

练习阶梯舞时可以赤脚或穿鞋，可以穿运动服或便服。不过，千万不要穿高跟鞋，而且鞋底必须柔软。在练习过程中，要像跳舞一样有韵律，当成做游戏一样轻松完成。最好养成习惯，每当上下楼梯的时候都顺带练习一下。

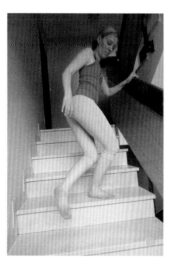
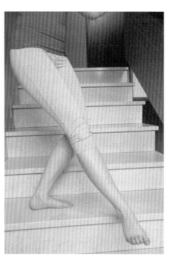
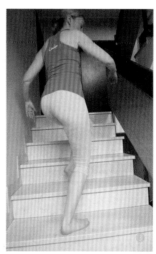
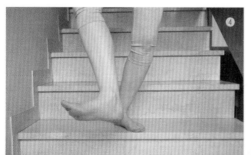
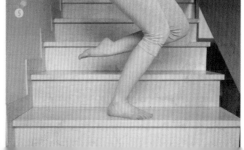

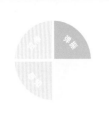

2. 开灯关灯练习

这项练习难度有些高，却能给你带来乐趣，因为你会感觉自己像个功夫小子或者身手矫捷的武林高手。练习的方法是用脚代替手来开关电灯。值得一提的是，在室内练习时不要穿在户外穿的鞋子，否则很容易弄脏墙壁或墙纸。

动作分解

❶ 瞄准电灯开关，两脚呈弓箭步，让身体产生初始张力。

❷ - ❸ 一脚蓄势朝开关踢，试着用脚去按开关。进阶者可以背对墙，以回旋踢的方式按开关。

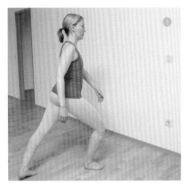
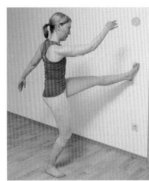
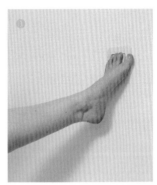

3. 日常生活中的非洲式弯腰练习

每次俯身拣物品时，你都可以加入我们在前面介绍过的非洲式弯腰练习（第124页），即腰部做上下来回弹振的动作。在练习过程中，身体向各个方向转动，每个方向做1~2次弹振动作。

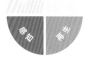

适合年长者的练习

人的筋膜会随年龄增长而逐渐老化，尤其是很多人上了年纪以后运动量减少，导致筋膜粘连。因此，筋膜训练对年长者来说至关重要。针对年龄超过60岁的人，我在这里提一些关于筋膜训练的建议。

随着年龄增长，人体组织的再生速度放缓。有规律的滚压练习与一些刺激筋膜的练习能促进筋膜的新陈代谢，保护身体组织。

在日常生活中，身体柔韧性和协调性对年长者来说尤其重要，因为它们能够让人避免诸如摔跤这样的意外发生。因此，你要挑选一些拉伸筋膜和提高人体感知能力的练习。

在增强筋膜弹性的练习中，你可以挑选一些全身性练习和改善身体协调性的练习。练习时不要用力过猛，恰恰相反，你应该更加小心谨慎。

❶ 竹子摇摆（第134页）就是一个不错的选择。

❷ 挥剑练习（第126页）也是一项不错的全身性练习，但是练习时必须小心。动作要轻缓一些，尽量避免用力过猛；呼吸频率要与运动速度协调，保持动作流畅。

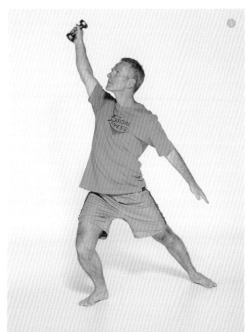

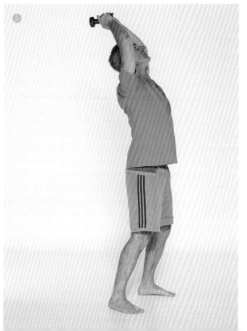

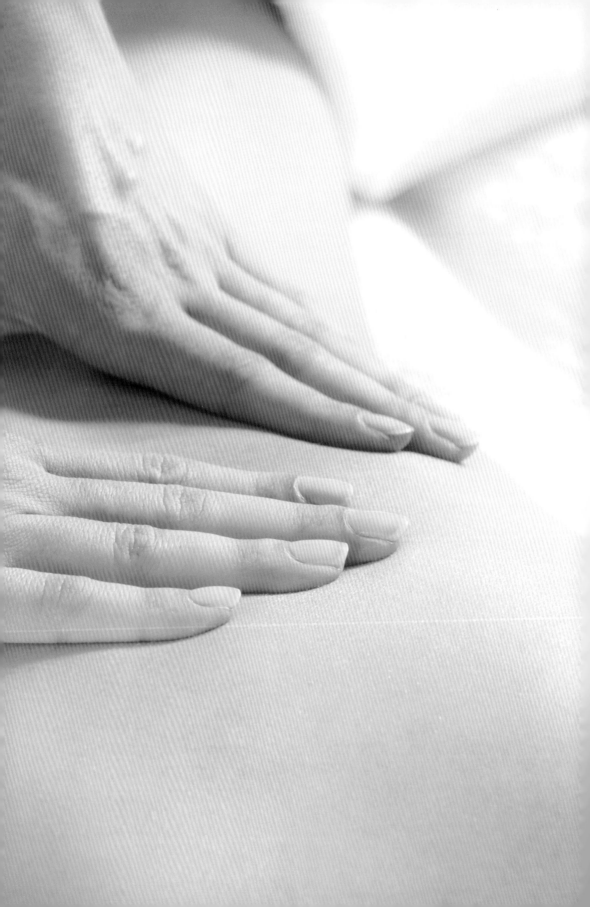

第四章

筋膜、物理疗法
和温和疗法

筋膜与物理疗法、一些运动方式和治疗方法之间存在紧密的联系。其中，物理疗法也许是受筋膜研究新进展影响最深的领域。筋膜研究给物理疗法带来的冲击相当大，甚至可能使它的理论基础和治疗方法都要被重新定义或补充新内容。不同流派的物理治疗师也都称得上是筋膜专家，对筋膜的运行机制非常熟悉。因此，2007年我们在哈佛大学召开第一届世界筋膜研究大会时，除了邀请医学专家和生物学家外，还特意邀请了物理治疗师。许多物理治疗师拥有多年触诊和徒手治疗的实践经验，对于治疗时患者身体产生的各种反应了如指掌。这些宝贵的经验和知识正是筋膜研究学者急需的第一手资料。我本人作为罗尔夫按摩治疗师和费登奎斯学派指导老师，我的相关培训经历至今仍对我从事的科学研究工作有所启发。

在这一章，我想简单说明一下筋膜研究领域的新知识对一些徒手治疗方法以及其他替代疗法的影响。这绝对是一个有趣的话题，也为综合疗法打开了一扇大门。我这里提到的治疗方法包括一些运动项目、徒手治疗和按摩方法。自古以来，人类便深谙健身术和按摩的治疗功效。利用健身术和按摩来治疗疾病的做法或许可以追溯到石器时代，它们的踪影可以在很多不同的文化中看到。中国是世界上运动文化最悠久的国家之一。早在公元前4000年，中国的一些古籍中就有关于健身术和徒手治疗的记载。和中国一样在这方面历史源远流长的是印度，它是世界上拥有最古老的系统化医学的国家。至今，健身术和按摩仍是印度民间盛行的疗法。在西方的医学和文化中，尤其是在古典时期，古希腊和罗马的体能训练和按摩在体育和医疗领域都有重要的地位，当时的医学认为，按摩除了具有镇静的效果，还有治疗的功效。

到了中世纪，这些知识在欧洲变得乏人问津，直到文艺复兴时期才有机会重见天日，再度登上历史舞台。在之后兴起的启蒙运动时期，这些知识更是蓬勃发展。尤其是到了19世纪，体能训练的风潮席卷欧洲大陆。在这个时期，徒手疗法主要以自然疗法的形式出现，这种疗法在当时的德国获得了极大反响。体能训练和按摩的第二次发展浪潮出现在20世纪20年代到50年代之间。1970年以来，一些全新的、温和的、具有东方特色的另类疗法开始蓬勃发展，其中包括瑜伽、指压按摩、针灸、气功、普拉提等等。

如今，筋膜研究让人们从一个崭新的视角重新审视这些治疗方法，深入了解它们的神奇之处。毋庸置疑的是，所谓的温和疗法或者辅助疗法常常能取得不错的效果，但是在不久之前却没有人能够合

古希腊罗马时期的医生相当重视健身术和按摩

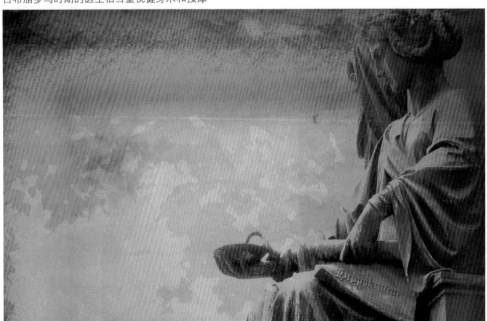

理地解释造成这些效果的原因，针灸、瑜伽和整骨疗法等就面临这样的窘境。这些疗法都有各自的理论，诸如生命能量、经络、气血或者"身心灵不和谐"等等。这些理论源于古老而传统的观念，有些是老祖宗们的直觉体悟，有些则纯属臆测。然而，这些深奥晦涩的观念至今还无法让抱有怀疑态度的医生和科学家信服，就连我也不例外。你应该已经对我的那段经历有所了解。不过，事实摆在眼前，尽管一些治疗方法找不到合理的解释，但是它们在临床实践中取得的成果至少能证明它们确实有效。

我们现在已经知道，这些治疗方法奏效的原因可能就在于筋膜的伸缩性和应激性、筋膜内液体的交换和新陈代谢，以及筋膜与神经系统的相互作用。支持这个推论的理由是，相当多的徒手治疗方法和运动方式或多或少会作用在筋膜上，虽然这些疗法的治疗师和研究这些方法的科学家未必明白这一点。这正是一些传统疗法或者靠经验累积传承下来的治疗方法令人啧啧称奇之处：这些疗法要么直接作用于筋膜，要么其作用会波及筋膜，而这恰恰能为这些治疗方法的成效提供科学的解释。接下来，我会举几个例子来阐述其中的道理。

瑜伽

瑜伽这种古印度的健身术历经了若干世纪的发展。至少在公元700年以前，在印度哲学著作《奥义书》中就已经有了关于瑜伽的记载。瑜伽原本是古代印度教苦行的一种方式，它通过调整人体的呼吸节奏来帮助修行者静坐冥想。瑜伽最初在印度传统中是一种精神层面的修行方式，植根于自律与舍弃的修行传统。换句话说，瑜伽并不是一种运动，而是一种寻求觉悟和要求自我完善的修行方式。然而，现代西方国家所熟知的瑜伽大多偏重于身体的锻炼，与印度的原始传统已经相去甚远。尽管如此，西方的瑜伽仍然保留了许多与古印度瑜伽相同的动作和体位。

在过去20年间，瑜伽在治疗疼痛类病症，尤其是背痛方面的惊人效果引起了专家们的注意。科学研究证明，瑜伽也能帮助人们缓解生活中面临的压力，降低过高的血压。一位来自德国的名为安德里亚斯·迈克尔森的教授证实了这一点，他在柏林研究自然疗法。瑜伽有如此疗效的原因何在？首先，西方人认为，瑜伽能够影响人的精神状态，因为瑜伽能让人集中注意力摆出和保持姿势，从而缓解人的压力。再者，通过静坐冥想和精神层面的修行，身体能够启动自我修复功能，这也有

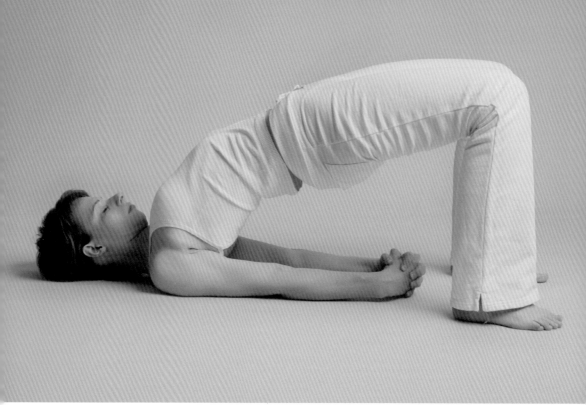

源自古印度的拉伸动作在现代被赋予了新的意义

助于身体健康。此外，瑜伽能够增强肌肉力量，促进血液循环，因此具有保健功效，这也是体育运动为什么有益健康的标准答案。

然而，以上几点真的是瑜伽具有疗效的原因吗？实际上，瑜伽主要由拉伸动作组成，而且每一个姿势都会保持相当长的时间。显然，瑜伽的拉伸动作会作用于筋膜，而筋膜接收到刺激后会传递信号给神经系统，以此来改变自身的张力状态。这样看来，筋膜的应激反应才是瑜伽能给身体带来正面效应的真正原因，至少国际上一些研究学者是这么推测的。来自美国

的伊莲娜·兰格文在她的论文中对此做出了权威的论断。她是世界上最著名的神经学家之一，执教于哈佛大学，主要教授辅助医学与替代医学，并且利用科学方法来研究一些所谓的另类疗法的疗效与应用。通过动物实验，她证明了拉伸动作可以缓解发炎的症状，减轻疼痛。在实验中，研究人员将一种会引起发炎的物质注入一批老鼠的背部深层筋膜中，没过多久，这些老鼠的动作变得僵硬，而且明显有背痛的症状。接着，研究人员将这些老鼠分成两组，一组每天帮它们做10分钟的拉伸动作，即研究人员捉住老鼠，然后轻柔地帮

它们做几次拉伸背部的动作，为期12天。这些动作正是模仿了瑜伽中的拉伸动作。实验结果显示，每天做拉伸动作的那组老鼠很快就能正常活动了，发炎的症状也有所减轻。之后的组织切片结果显示，与未做拉伸动作的那组老鼠相比，它们背部筋膜内的发炎细胞明显较少。

此外，伊莲娜·兰格文教授的一名学生针对背痛患者进行了一次大型的临床研究。研究结果表明，瑜伽对背痛患者的显著疗效的确归功于其中的拉伸动作。

在这项研究中，背痛患者被分成3组，其中一组患者坚持练习瑜伽3个月，另一组患者做包括拉伸动作在内的传统背部健身操，剩下的45名患者则读一本与背痛相关的书籍，书中介绍了呼吸和冥想的练习方法，还提供了一些生活方式方面的建议。结果表明，通过书本自我治疗的那组患者疗效最差，而练习瑜伽和健身操的两组患者的背痛都有所减轻。这项研究是临床医学家凯伦·谢尔曼博士在西雅图大学进行的，他的研究成果得到了国际学界的一致认可。这项研究证明，瑜伽既不是仅仅通过冥想和精神修行也不是通过增强肌肉来发挥作用的，而是通过独特的拉伸动作来发挥疗效的。拉伸动作具体是如何作用于人体的？是一些身体部位被放松或者变得柔软，还是在拉伸过程中有些递质被释放出来，或者是某些信号被发送到人体的自主神经系统中？这些究竟是本体感觉现象，还是内感受性现象呢？这些问题至今还没有定论，还需要进一步的研究论证。但是，以上这些研究得出的结论——瑜伽会作用于筋膜，筋膜与背痛具有相关性——已经足够让人信服了。

传统按摩与徒手治疗

早在古希腊罗马时期，就有一群经过专业培训的奴隶专门为格斗士和奥林匹克运动员按摩了。按摩或许是世界上最古老的治疗方法。至于按摩为什么有疗效，迄今为止的主流观点是，按摩能够促进血液循环，让肌肉放松。

然而，按摩之所以有益健康，筋膜在其中其实发挥着更加重要的作用。人体内有一个特殊的系统，它负责处理身体面对社交接触和触摸时所产生的各种反应，筋膜便是这个系统中的一部分。按摩时，筋膜内的新陈代谢会变得活跃，同时还会释放递质和激素。除此之外，按摩还能通过对人体部位进行缓慢、柔和的按压和揉搓，让身体组织放松，同时促进筋膜内的液体交换。在液体交换的过程中，压力、导致发炎的物质以及新陈代谢的残留物会

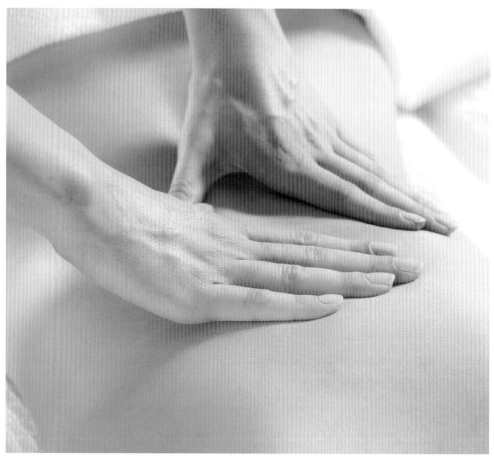

人类自古以来就知道运用双手来治病

从组织中分离出去，同时新鲜的液体和营养物质会进入组织。筋膜研究者更进一步地证明了，按摩还能使皮肤和筋膜内抑制发炎的物质释放出来，甚至还能解决筋膜粘连的问题。你现在可以回想一下我们在本书第二章提到的动物实验：杰弗里·波夫和苏珊·沙佩勒缓慢轻柔地按摩动物的手术疤痕，他们所用的按摩手法正是罗尔夫按摩治疗法所运用的手法。事实上，生物学家早就知道按摩会引起生物化学反应和神经反射反应。只不过，在按摩过程中发挥重要作用的其实是筋膜，而非肌肉。这是全新的发现。

针灸

针灸是一种辅助疗法，它在背痛和膝盖疼痛方面的疗效毋庸置疑。问题是，针灸的疗效究竟从何而来呢？早在公元前2世纪，中国人就用针刺患者的身体来治病了。针灸的理论基础是"经络"，中国人认为经络遍布人体，是生命能量循环运行的通道；如果经络不通，就要用针来进行疏通。针灸的另一个理论基础是哲学中的阴阳学说，阴阳指的是阴性与阳性的生命能量。根据这个理论，用针刺人体的400个穴位，就能刺激阴阳之气的流动，借此调整体内的阴阳来达到平衡。然而，这种玄乎的能量和生命能量流经经络的学说根本无法令西方学者信服。可是，针灸的疗效是显而易见的。针对这个问题，研究辅助疗法的哈佛大学伊莲娜·兰格文教授又一次证实，针灸的疗效与筋膜密切相关：人体的穴位处于筋膜的交会点上，而筋膜的交会点可以被理解成感受器，在受到外界刺激时（通过针刺，也可以通过按压和按摩）会做出应激反应，将信号传递到大脑和肌肉。也就是说，针灸时，筋膜受到针的刺激，进而产生具有疗效的反应。这也能解释为何所谓

的"假针灸"也能奏效。在假针灸的实验中，研究人员不在传统的穴位下针，而是把针扎在穴位旁的某一个点。然而，这个点仍与传统穴位属于相同的敏感区域，也就是医学上称为"皮节"的区域。换句话说，只要假针灸所刺激的区域与真针灸的一样，它就能奏效。伊莲娜·兰格文做了几个不同的解剖实验和生理学实验后，陆续又有一些研究报告出炉，它们大多数都出自中国研究人员之手。这些研究报告同样证实，针灸的穴位与某些筋膜的交会点位置相同。现在中国研究人员也开始认为，针灸的疗效的确与筋膜有关。当然，他们也坚持认为，除了筋膜的作用外，生命能量在人体内的流动也是针灸具有疗效的原因。

通过针刺的方法缓解疼痛：针灸疗效显著

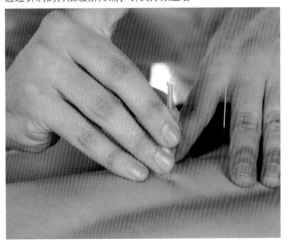

罗尔夫按摩治疗法

我们在介绍筋膜研究的先驱人物时曾简单地提到过这种疗法。美国是率先对这种疗法展开科学研究的国家。在德国，罗尔夫按摩治疗法至今仍未被医疗保险机构所认可，但是我们依然在研究这种疗法，以期获得认可。目前我们正在把罗尔夫按摩治疗法对于背部或肩部疼痛、一般性疼痛、肌肉紧绷和姿势不良的治疗效果记录下来，并提出科学论据来支持我们的观点。罗尔夫按摩学派最初的理论是，按摩治疗师有能力改变或重新塑造人体筋膜的形状，并且能够激发人体内所谓的能量流。不过，现代的按摩治疗师逐渐偏离了这一想法。艾达·罗尔夫在医学研究的很多领域都有所建树，绝对是罗尔夫按摩治疗法的先驱人物。她认为，筋膜在人体的灵活性方面发挥着突出的作用。但是现在看来，她的一些观点早已过时，比如她认为通过强有力的按压可以为坚韧的筋膜永

罗尔夫按摩治疗法能够深入人体组织，直接作用于筋膜上

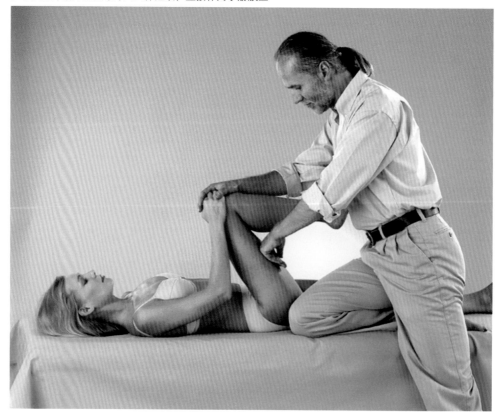

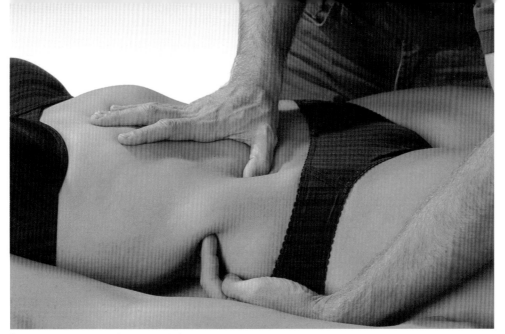

整骨疗法主要是建立在筋膜学的理论基础之上的

久塑形。再比如，当年她不知道筋膜中存在大量的神经末梢，筋膜在她看来只是一种相当有趣而且具有机械特性的物质。如果这位伟大的女士能够穿越到现代，与我们共同感受现代筋膜研究的飞速发展，看到如今有这么多跟她志同道合的人在致力于身体治疗的研究，她一定会大受鼓舞。对于这一点，我深信不疑。无论如何，她的学识和她所开创的按摩技法已经得到了肯定，其中一项论据就是艾达·罗尔夫曾做过一项关于有颈部疼痛困扰的患者接受10次罗尔夫按摩治疗的研究。罗尔夫按摩治疗法是一种缓慢的、令身体放松的按摩方法，它的按摩力道非常强劲，能对像腰椎、肩部和颈部这样周围有肌肉环绕的部位的筋膜产生强而有力的影响。这种治疗方法还包含一些活动和拉伸患者部位的动作，能够有效作用于患者的肩部和手臂。此外，这种疗法还能运用特殊的技巧来抬高骨盆，从而对好几条相当长的筋膜经线产生作用。

整骨疗法

整骨疗法是一种几乎能治疗任何疾病的徒手治疗方法。本书第一章已经对整骨疗法的创始人安德鲁·泰勒·斯蒂尔有所介绍。他去世后，整骨疗法在20世纪开始发展出不同的分支。

整骨疗法是一种治疗师通过触诊、运用特定的技法和按摩技巧来给患者治病的方法。虽然这种方法存在争议，但是整骨疗法协会的研究结果表明，整骨疗法对于很多疼痛症状和某些身体紊乱问题（如高血压、偏头痛和一些慢性疾病等）都很有疗效。尽管这种疗法的理论基础和功效还没有得到明确证实，但是德国的一些保险公司仍然将整骨疗法纳入保险给付范围。整骨疗法在公众中的呼声很高，在美国，它甚至已经成为大学里的研究课题和医生培训课程的一个组成部分。现在，学界正在对整骨疗法的疗效进行临床研究和评估。

整骨疗法的理论基础是，人体的所有器官和身体的各个部位都处于运动中，彼此互相牵动，而且这种动态更新有其必然性，因为每个器官和身体部位都是生命流的一部分，是体内液态系统的一部分。从人体内的筋膜系统来看，通过筋膜网络，人体全身的确都在进行液体交换。即使人体器官与大肌肉群都被包裹在筋膜这层"外衣"里，它们也并未受到束缚，依然可以活动自如，这也是人体各器官和肌肉群可以顺畅运作的关键因素。因此，整骨疗法能否奏效取决于整骨治疗师能否通过技巧刺激患者的筋膜，进而引发某些反应，比如加快筋膜内物质的新陈代谢，或者引起神经元的反射反应。科学研究已经证实，一些整骨疗法确实有效，而且这些效果可以从筋膜的角度加以解释。但是，这种疗法的整体效果还有待进一步论证。

这或许是因为整骨治疗师力图用一种治疗方法治疗所有疾病，而且他们的技术也参差不齐。不过，有一点可以确定，那就是整骨疗法的疗效与筋膜密切相关。现在，一些科学家正在尝试运用筋膜研究的知识来解释整骨疗法的技术，意大利的保罗·托齐就是其中的一员。他是一名从事物理治疗研究的整骨治疗师，也出席了第一届世界筋膜研究大会。

普拉提

众所周知，普拉提是一种活动肢体的训练方法，最初是由一名职业拳击手兼马戏团演员创造的。它的诞生并非偶然，因为它的创造者约瑟夫·休伯特·普拉提拥有全面的运动经验。他于1883年出生在德国的门兴格拉德巴赫市。1912年，他移民英国，随后又迁居美国。他的设计初衷是为了训练士兵和警察。在第一次世界大战期间，作为战俘，他在战俘营里自创了普拉提运动来帮助大批战俘健身。1918～1920年，欧洲爆发了大规模的流行感冒疫情，夺走了无数人的生命。据说，正是因为练习普拉提，战俘营里的许多人才安然度过了那次浩劫。之后，他又将普拉提运动朝着医疗健身操和康复练习的方向进一步发展，并且应用到舞蹈演员的训练课程中。在美国，他与现代舞之父鲁道夫·范·拉班一起为舞蹈演员授课，这在本书第三章已经有所提及。

如今，普拉提运动风靡起来，因为它兼具舞蹈和运动的特性，既能伸展肢体又能增强体魄，尤其能够提高人的协调能力。如果了解它的创造者曾是一名马戏团杂技演员，上述这些运动特质也就不足为奇了。普拉提的训练重点在于增强人体的核心肌肉群，即腹部、躯干和骨盆的肌肉，这些部位用普拉提运动的术语来说就是"力量区域"。研究表明，这种肌肉力量训练对缓解背痛有显著的效果。此外，普拉提也能有效缓解很多其他的疼痛症状，减轻人的压力，改善人体调节紊乱的症状。

普拉提先生强调了他的训练在增强肌肉弹性和锻炼韧带方面的效果。作为医学领域的门外汉，他并没有明确指出"筋膜"这个核心概念，但可以肯定的是，他所说的就包括筋膜。他对人体动作和构造有极其敏锐的观察力，以至于他可以凭直觉领会筋膜和筋膜经线的作用机制。

典型的普拉提动作能够强化核心肌肉群

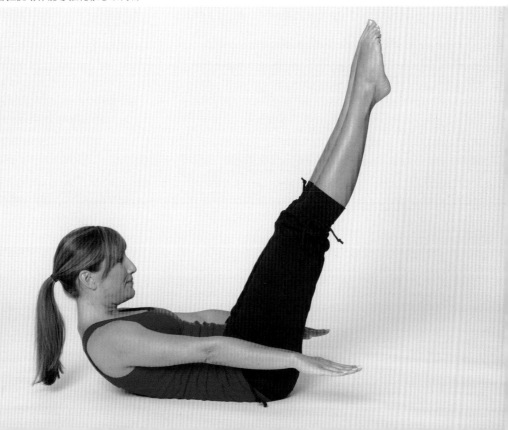

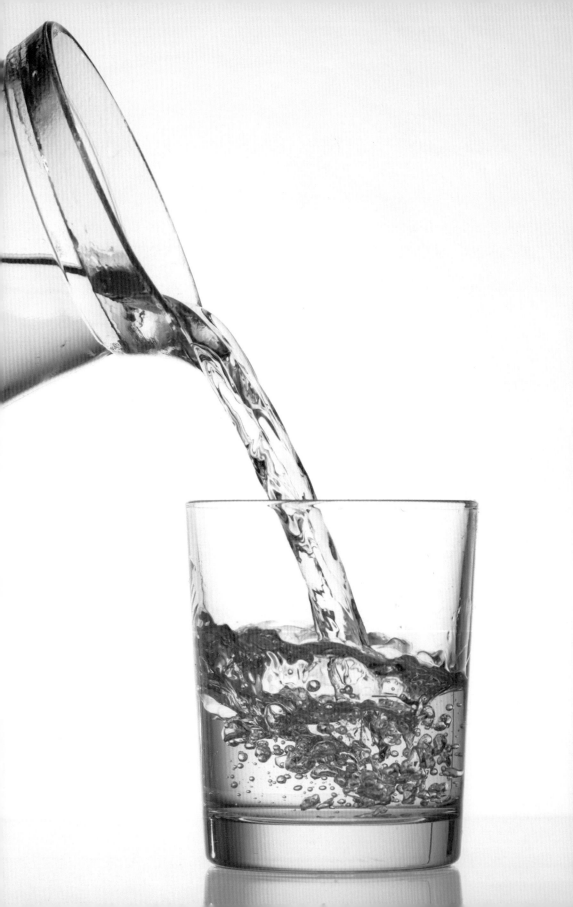

第五章

健康的筋膜：健康的饮食与生活方式

最后，我还想用一章来谈谈健康的饮食与生活方式这个话题。工作中常常有人问我：我们应该吃些什么？饮食对筋膜有什么影响？哪些矿物质、微量元素或者维生素对我们比较重要？

一般来说，健康的饮食和生活方式是筋膜保持活力、恢复健康的基本条件。我们维持身体机能的正常运转最终都要依靠合理的饮食和充足的睡眠，这是显而易见的。这方面的建议大多数都是众所周知的，无须我一一赘述。不过，要想让你的筋膜保持健康，你还有一些要特别注意遵守的原则。

我们的建议都是基于已知的健康饮食和养生原则提出的，并不算是全面的营养指南。在这里，我们只强调那些对筋膜特别重要的营养物质。在本章末尾，我还会与你分享我个人的保养秘方。

超重的危害

尽量避免身体超重，因为超重意味着负责支撑身体的组织（包括骨骼、关节、韧带、肌腱和肌肉筋膜）的负荷过大，同时身体的灵活性也随之降低。不过最重要的是，超重是一个警示讯号，代表结缔组织中的脂肪组织储存了大量脂肪，而大量的脂肪细胞会分泌出对人体有害的激素和导致炎症的物质。研究表明，这些激素和物质对人体的新陈代谢和结缔组织都有不利的影响。此外，超重对外表的不利影响也不容忽视。超重者的腹部、腿部、臀部和上臂常常会堆积赘肉，并且会出现明显的橘皮组织。

不要吸烟！

吸烟有害健康。如果你想加强筋膜的功能，那就绝对不能吸烟。吸烟时，人体内会产生大量对细胞有害的自由基，血液中的氧气含量会下降。此外，你会吸入大量尼古丁，尼古丁是一种会伤害血管的毒素，会令血管收缩，从而使血管受到压迫，这意味着筋膜的营养供给相对减少。研究证实，吸烟者患背痛、软骨损伤、关节炎和椎间盘突出的风险更高，这些疾病都与筋膜的营养供应不足有关。

超重不仅使骨骼负荷加重，也会压迫筋膜

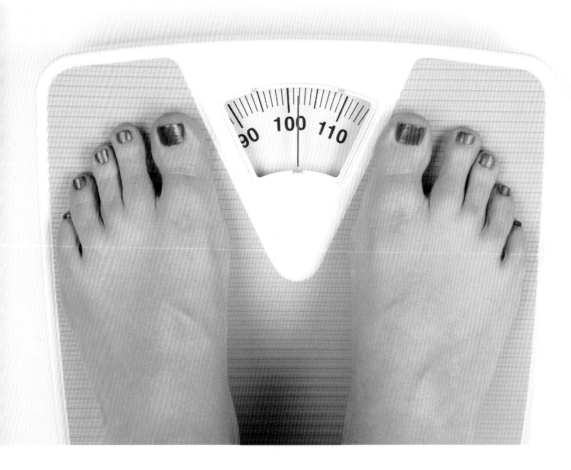

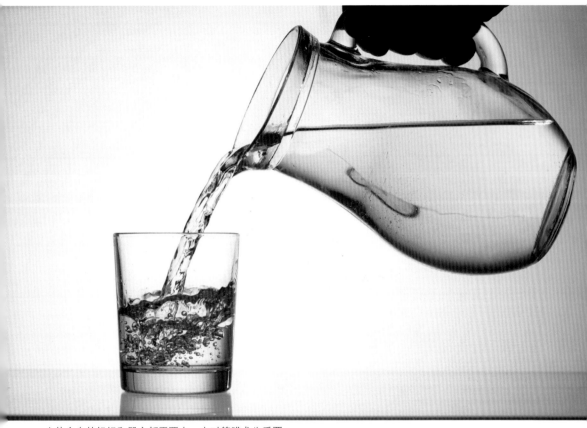

人体全身的组织和器官都需要水，水对筋膜尤为重要

充分饮水

筋膜需要充足的水分补给，因为它的70%都是水。因此，你每天要喝1～1.5升水。这里说的水指的是白开水，而非果汁、柠檬汽水、可乐、调味奶或者咖啡——这些只能满足你的味蕾的需求，不能真正地解渴。你最好习惯喝白开水，不要喝含碳酸的水。水质不错的白开水到处都有，便于取用。进行比赛的运动员可能要补充更多的水，但也不要一下子喝太多，过去就曾发生过因过量饮水而导致死亡的案例。

蛋白质很重要

蛋白质是筋膜最重要的组成部分。人体需要特定的蛋白质来制造纤维，而这些蛋白质必须通过食物来获取，因为人体自身无法合成。足够的蛋白质摄入量是人

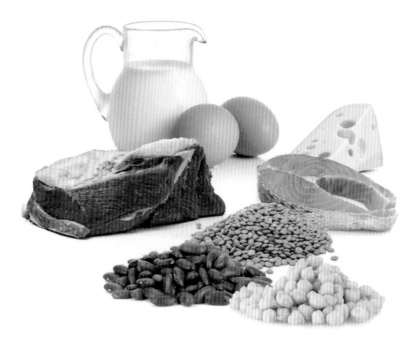

肉类和奶制品富含高蛋白，素食主义者可以多进食豆类食物

体结缔组织细胞制造出纤维的前提条件。动物蛋白质比植物蛋白质更容易被人体吸收。因此，你要多吃高蛋白的肉类、有机鸡蛋、鱼类和奶制品。素食主义者更要注意摄取足够的蛋白质，多吃豆类或者奶制品。你可以通过可靠的烹饪书或者有科学依据的食品营养成分表了解各种食物的蛋白质含量。

胶原蛋白的合成要素：维生素C

筋膜中胶原蛋白的合成需要维生素C，维生素C相当于黏合剂，能使胶原纤维黏合在一起。如果人体严重缺乏维生素C，胶原蛋白的合成受到干扰，身体组织就会出现维生素C缺乏的症状，如牙龈出血、伤口愈合不良、骨膜脱落、皮肤角化等，尤其是坏血病。因此，维生素C对筋膜来说不可或缺。尽管如今很少有这样的案例出现，但你仍要注意摄取足够的维生素C。不要陷入误区，其实水果并不是含维生素C最多的食物。例如，苹果中维生素C极少，柠檬和橘子中的维生素C还不如一些蔬菜中的多。你可以参考维生素含量表，进一步了解哪些食物富含维

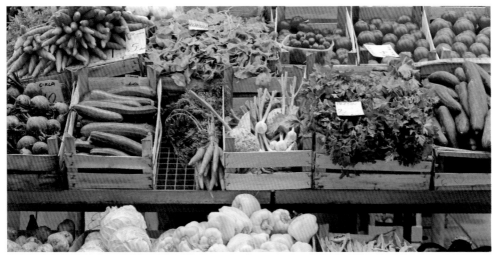

甘蓝类蔬菜和辣椒是维生素含量很高的食物

生素C。甘蓝类蔬菜（如花椰菜、孢子甘蓝、绿甘蓝、卷心菜、皱叶甘蓝等）中的维生素C含量要比柑橘类水果的高得多。此外，富含维生素C的食物还有菠菜、茴香、欧芹、辣椒，尤其是彩椒，甚至土豆也是相当不错的维生素C来源。一些热带水果，如猕猴桃、番石榴、木瓜或者常被加工成果汁和粉末的浆果类水果的维生素C含量也很高。相比之下，要想补充维生素C，多吃富含维生素C的蔬菜更为实际，也更划算。

通过补充锌、镁和钾来保持活力

　　锌是人体必不可少的微量元素，它参与人体蛋白质、脂肪和细胞的新陈代谢，能够增强人体的免疫功能，还会影响人体内胰岛素的分泌。人体内的激素发挥作用也离不开锌，尤其是甲状腺素和雄性激素（睾酮素），雄性激素能强化男性和女性体内的筋膜。锌还对伤口愈合有利，它存在于结缔组织细胞的细胞壁内，也参与胶

锌含量非常高的食物主要有动物肝脏、牡蛎和对虾，当然也包括坚果和肉类

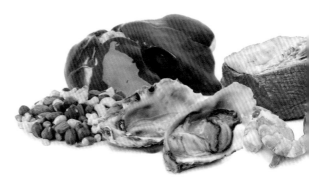

195

原蛋白的合成。人体缺锌会导致伤口愈合不良、筋膜软弱无力、抵抗力下降。富含锌的食物有牛肉、猪肉、鸡蛋、牛奶、奶酪、豆类、坚果、海鲜和动物内脏。与植物源性食物相比，动物源性食物中的锌更容易被人体吸收。

镁和钾同样会影响人体细胞的新陈代谢和生长、胶原蛋白的合成以及体内的水分平衡，因此，你必须摄取足够的镁和钾。矿泉水和很多坚果中的镁含量较高，尤其是葵花子中的镁含量极高。富含钾的食物有蘑菇、香蕉、豆类、奶酪、菠菜和土豆。

充足的睡眠

睡觉时，身体组织会进行自我修复和再生，尤其是结缔组织和椎间盘。久卧能让椎间盘进行液体交换，获得新的营养物质。只有在深度睡眠状态下，人体才会分泌生长激素（HGH），它能刺激结缔

睡眠不足也会对筋膜造成压力

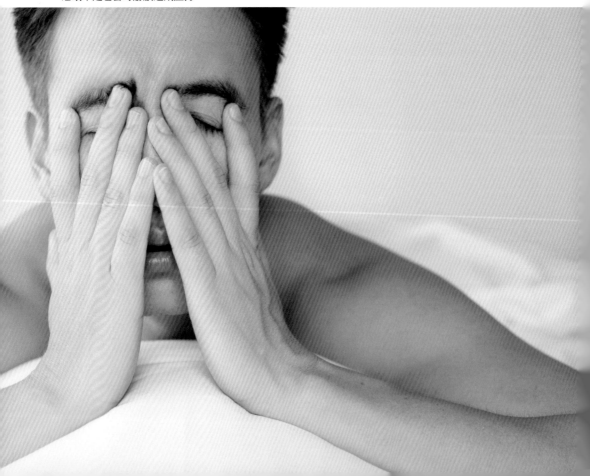

组织细胞中胶原蛋白的合成。因此，充足而放松的睡眠很重要。你要培养良好的睡眠习惯：每天按时上床睡觉，当身体感觉疲惫、呵欠连天时，不要熬夜。要保持充足的睡眠，对绝大多数人来说，每天睡眠要达到6~8小时。白天你也可以小睡一会儿，尤其是中午。从生理学角度看，到了中午，人的工作状态不佳，身体需要的是休息而不是持续工作。如果你能按照这样的原则调节作息，你的身体所承担的负荷自然就会减轻，你的筋膜也会更有活力。

吃营养补充剂真的有必要吗？

市面上的营养补充剂五花八门：二氧化硅、硅、维生素C、锌、矿物质、微量元素和复合B族维生素等，每一种都标榜可以保养筋膜。不少人图方便，以为只要吞几颗药丸就可以迅速补充营养，根本无

市面上琳琅满目的小药丸让补充维生素变得容易

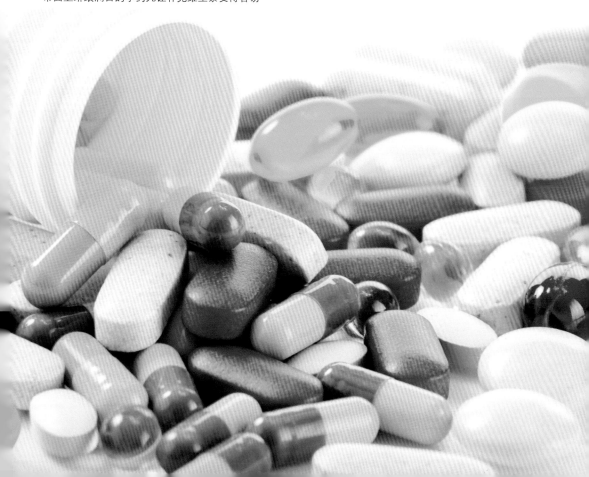

须大费周章地烹调食物、准备营养均衡的三餐。可实际上，专家普遍认为，天然食物中的维生素和微量元素比较容易被人体吸收。天然食物能同时给人体带来多样化的营养物质：食物中的维生素存在于膳食纤维中，而膳食纤维对人体有益；蔬菜和水果除了富含维生素和微量元素，还含有很多其他的植物营养素；肉类、鸡蛋和牛奶能提供人体所需的脂肪，而脂肪能真正帮助人体吸收食物中的维生素。

不过，锌是一个特例。锌是人体比较容易缺乏的少数维生素中的一种。因此，偶尔吃点儿补锌的营养补充剂是可行的。服用前，请向药师或者医生咨询。另外，B族维生素（包括8种维生素）也是人体经常缺乏的营养物质，尤其是在你生了一场病后、压力过大或者吃素食时，更应补充B族维生素。这些维生素储存在人体中，当人受到的压力过大时，这些维生素会迅速流失，这时不妨补充一小段时间的复合B族维生素片，用量请遵照医嘱。

二氧化硅是一种含硅的化合物。无论是从传统医学的角度，还是在替代医学领域，二氧化硅都被认为是一种对人的筋膜、头发和指甲有益的营养物质。实际上，硅存在于人体的筋膜中，但问题是，当它以药剂的方式被人体吸收后，能否真的发挥效力，能否在筋膜中储存下来，这些都没有证据可以证实。几年前，德国曾爆发黑心二氧化硅产品的事件，一些产品被发现掺杂了沙子、遭受污染，甚至可能导致肾脏损伤。事件爆发后，德国汉堡消费者保护组织对二氧化硅产品下了封杀令，德国联邦和地方当局也开始对这些产品进行检验，连医生也极力劝阻公众购买此类产品。

我的个人保养秘方

我本人会选择一些由草药萃取的保健品、维生素和矿物质补充剂，但不会不间断地服用，而是在一年里选几个星期补一补，而且每个短短的"进补疗程"之间会间隔一段时间。锌和维生素C是我每隔一段时间就会补充的营养素，另外我还会吃一些姜黄素和绿茶粉。姜黄素是草本植物姜黄的根茎的主要成分，也是印度传统医学阿育吠陀所使用的一种药材。现代研究已经证明，姜黄素具有消炎的功效，还能抑制某些肿瘤的生长。绿茶粉和绿茶也有类似的功效：其中的有效成分能减少人体内自由基的数量，因此有抑制炎症的功效，对许多疾病也具有预防保健的功效。

我很感兴趣并且想尝一尝的是由运动医学专家兼德国国家足球队队医汉斯-威

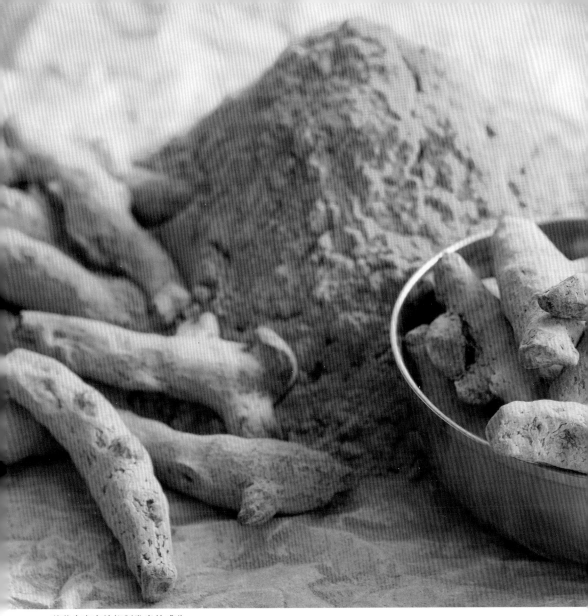

姜黄含有有效抑制发炎的成分

廉·穆勒–沃尔法特博士研发的一种综合营养补充剂。这种营养补充剂含有好几种维生素、微量元素以及重要的氨基酸。据我所知，至今还没有这种营养补充剂的研究报告。尽管我认为最好通过正常的饮食来摄取人体所需的营养物质，但是在特殊情况下，比如压力过大、大病初愈或者进行高强度运动时，适时补充这类营养补充剂还是大有好处的。

结束语

未来属于筋膜！

你是否对筋膜训练跃跃欲试呢？我希望是这样的，因为我敢肯定，每个人，无论他的年龄和健康状况如何，只要能有目标地锻炼筋膜，再加上平常多做一些富有变化和创意的动作，就都能从中受益。如果你不喜欢独自训练，想要参加团体训练课程，可以加入筋膜健身协会，我本人是这个协会的创办人之一。在德国，有400多位筋膜训练师都是由这个协会培训的，他们在各地开办了属于自己的工作室。对筋膜训练感兴趣的人也可以在这里通过进修获得训练师执照。

要了解更多信息，或者更倾向于在专业人士的指导下训练，你可以就近找一家健身房。不管选择哪一种训练方式，重要的是你能从中得到乐趣：当你的自我感知能力得到了增强、行动变得更加敏捷时，或者就像我喜欢说的，当你学会善用筋膜时，就能从中充分体会到乐趣。加入团体，与志同道合的伙伴一起有规律地训练，或者找一位经验丰富的筋膜训练师一对一地辅导你，都会让训练变得有趣，对初学者和年长者来说尤其如此。

最后，我还想展望一下未来：我相信，筋膜健身会成为政府的一项健康政策。在第二章谈到为成年人开设运动场所时，我们就已经指出，成年人也应该多活动身体，运动方式也应该多样化，才能让筋膜得到很好的锻炼，而趣味盎然的运动场所势必能吸引更多人加入运动的行列。因此，也许在不久之后，设立成年人的运动场所会被纳入全民健康推广计划中，每个城区都会设立运动场所，满足各年龄层人士的需求。这绝对不是什么乌托邦式的空想，它真的可能实现。等美梦成真，在这个工业化国家里，将有越来越多的人愿意走到户外，对这种回归人体本真的运动产生兴趣。此外，人们也可以借此摆脱关节病（如关节炎）、背痛和超重的困扰。要知道，德国每年花在这些健康问题上的开销可是高达数十亿欧元呢！

现在，筋膜训练已成为运动和医学领域必不可少的一环，这些领域的专家再也无法忽略筋膜的重要性。但是，筋膜学的发展才刚开始。明年，德国乌尔姆大学筋膜研究团队将进行临床科学研究，探讨筋膜训练对提升运动表现和治疗背痛的效果。研究团队将与国内外几所大学的运动科学研究者合作，研究结果令人期待。毋庸置疑，这项研究将对我们的筋膜训练及其方法大有裨益，研究成果除了适用于各种运动项目和训练方式，还可以应用到医学领域中的身体康复和疾病预防等方面。

然而，筋膜训练在未来的作用还远不止于此。在过去几年里，物理治疗师兼筋膜训练师迪沃·吉塔·穆勒女士在她位于慕尼黑的私人工作室开设了专门针对女性的筋膜训练课程。除了解决筋膜僵硬和缩短的问题，她也把重点放在组织松软的部位，通过训练让这些部位更加紧致和结实。持续而有规律地训练后，穆勒和学员们不仅身材明显变好，显得更年轻、更窈窕，而且精神面貌焕然一新，朝气蓬勃、心情愉悦。

这对我来说是一件特别幸福的事情，因为迪沃·吉塔·穆勒女士是我的妻子，我们结婚已经快10年了。因此，在这里，我首先要感谢的人就是她，感谢她给我带来很多灵感，感谢她给予我精神上的支持，正因为有她，才有了我们多年来卓有成效的合作。

此外，我还要感谢在乌尔姆大学与我一起工作的筋膜研究团队，感谢美国科罗拉多州博尔德市的国际罗尔夫按摩研究院与我共事多年的授课老师，感谢筋膜健身协会里热情工作的训练师团队。

我还要特别感谢利瓦出版社的工作人员，没有他们的提议和支持，就没有这本书的出版。最后，我要感谢我的合著者——科学记者约翰娜·拜尔女士。她已经成功地做过关于筋膜研究最新发展的电视节目，向世人揭示这项研究的魅力所在，内容精彩、引人入胜。正是借由她的专业经验和技巧，本书才能以兼具科学性和可读性的面貌问世。

参考文献

Müller-Wohlfahrt, Dr. Hans-Wilhelm: Mensch, beweg dich! So stärken Sie Ihr Bindege-webe, dtv, München 2004

Myers, Thomas: Anatomy Trains – Myofasziale Leitbahnen, 2. Auflage, Elsevier, Mün-chen 2010

Pischinger, Alfred: Das System der Grundregulation, Grundlagen für eine ganzheitsbio-logische Theorie der Medizin, 6. überarbeitete Auflage, Verlag Karl. F. Haug, Heidelberg 2009

Schifter, Roland, und Elke Harms: Bindegewebsmassage: Neuronale Abläufe – Befund – Praxis, 15. Auflage, Thieme Verlag, Stuttgart 2009

Schleip, Robert u.a. (Hrsg.): Lehrbuch Faszien, Elsevier Urban & Fischer, München 2014

筋膜练习索引

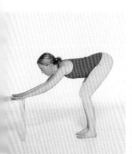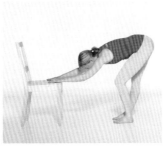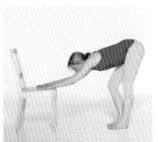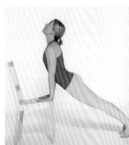

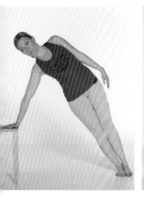
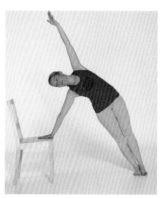
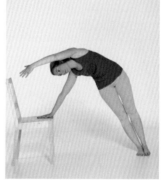
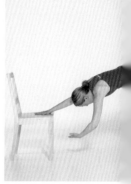

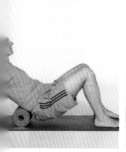
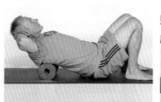
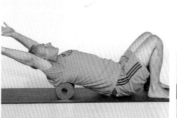
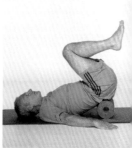

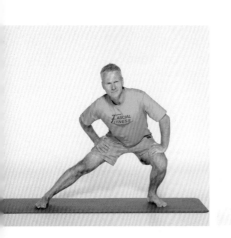
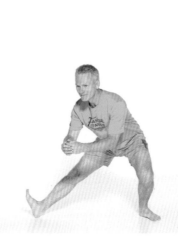
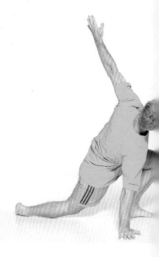

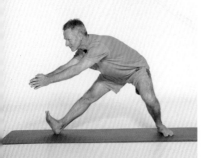
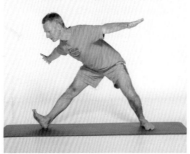
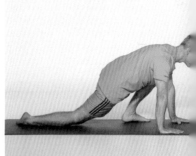